中医经典名著临证精解丛书（疫病篇）

总主编　杨　进　魏凯峰

"温热暑疫全书"临证精解

临证精解

马晓北　主编

中国健康传媒集团
中国医药科技出版社

内 容 提 要

　　《温热暑疫全书》由清代周扬俊撰于1679年，书中将温病、热病、暑病、疫病依次分卷论述，选辑《伤寒论》《温疫论》等有关原文加以注释发挥，参考温病名家的学术见解、特点和成就，结合作者个人见解，详细分析各种证候特点，确立相应治法，并附前人医案作为临证借鉴。本次整理选取底本版本精良，对书中条文进行注释、提要和精解，并加入重点方剂的临床运用医案，附有按语解读。本书有助于临床医生更好地学习中医温病理论，对指导临床治疗温病、提高临床疗效具有重要意义。

图书在版编目（CIP）数据

　　《温热暑疫全书》临证精解 / 马晓北主编 . — 北京：中国医药科技出版社，2024.4
（中医经典名著临证精解丛书）
　　ISBN 978-7-5214-3848-2

　　Ⅰ . ①温… 　Ⅱ . ①马… 　Ⅲ . ①温病学说—研究—中国—清代 　Ⅳ . ① R254.2

　　中国国家版本馆 CIP 数据核字（2023）第 057803 号

美术编辑　陈君杞
版式设计　也　在

出版　**中国健康传媒集团** ｜ 中国医药科技出版社
地址　北京市海淀区文慧园北路甲 22 号
邮编　100082
电话　发行：010-62227427　邮购：010-62236938
网址　www.cmstp.com
规格　710×1000mm $^{1}/_{16}$
印张　11 $^{3}/_{4}$
字数　217 千字
版次　2024 年 4 月第 1 版
印次　2024 年 4 月第 1 次印刷
印刷　河北环京美印刷有限公司
经销　全国各地新华书店
书号　ISBN 978-7-5214-3848-2
定价　**45.00 元**

获取新书信息、投稿、为图书纠错，请扫码联系我们。

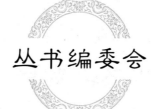

丛书编委会

总主编 杨 进 魏凯峰

编 者（按姓氏笔画排序）

马晓北（中国中医科学院）

付丽嫒（南京中医药大学）

朱 平（南京中医药大学）

朱 虹（扬州大学医学院）

刘 涛（南京中医药大学）

刘兰林（安徽中医药大学）

杨 进（南京中医药大学）

赵岩松（北京中医药大学）

龚婕宁（南京中医药大学）

魏凯峰（南京中医药大学）

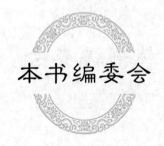

本书编委会

主　编　马晓北

副主编　李　楠

编　委　（按姓氏笔画排序）

　　　　孙帅玲　周凯男　姚　渊

序

　　中医学是伟大宝库，是中华民族优秀文化代表之一，历经 2000 余年的发展，经久不衰。在其发展过程中，经历了数百次的瘟疫病的流行，在与这些疾病作斗争的过程中，积累了丰富的临床经验，形成了独特的理论体系，编写了大量专著，能有效指导临床防治疫病，为中华民族的繁衍生息做出了卓越贡献。特别是在近十几年来传染性非典型肺炎（SARS）、甲型流感病毒感染、新冠病毒感染等疫病肆虐时，中医药在防治方面发挥了重要作用。

　　为了更好地传承中医药，防治疫病，我们组织编写了《中医经典名著临证精解丛书》（疫病篇），选取中医疫病经典名著，加以注释、精解。同时选取古今临床医案，结合按语评注，示人以法，使读者在学习理论的同时，掌握常用方剂的辨证运用方法，学会理论的临床运用方法，提升读者临床辨治思维。本套丛书的出版有助于系统整理中医学辨治疫病的理论与治法方药，对于中医疫病学辨治理论体系的完善、提高临床防治疫病的水平具有重要指导作用。

　　丛书编写组成员来自南京中医药大学、中国

中医科学院、北京中医药大学、安徽中医药大学、扬州大学医学院等单位。江苏省苏南地区为中医温病、疫病理论发源地，南京中医药大学温病学教研室已故温病学名家孟澍江教授为现代温病学奠基人，编写了高等中医药教育最早的一批温病学教材，长期以来编写出版了大量的温病、疫病专著，具有深厚的学术积淀及丰富的编写经验。中国中医科学院、北京中医药大学温病学名家辈出，如赵绍琴教授、方药中教授、孔光一教授等，都在我国温病学理论形成、教学及人才培养中做出了巨大贡献。安徽中医药大学、扬州大学医学院受新安医派、孟河医派、山阳医派等中医学术流派的影响，形成了独到的中医温病、疫病理论，积累了丰富的临床经验。本丛书编写人员为各单位学科带头人及专业负责人，具有较高的学术水平及深厚的临床功底，确保了丛书的编写质量及学术水平。

　　本套丛书选取明清时期部分经典中医疫病名著及专著，结合临床实践进行校勘、分析、点评，具有版本精良、校勘细致、内容实用、点评精深的特点。多年来编写组成员已经点校出版了一批中医药古籍，积累了一定的编写经验，在本套丛书的编写过程中亦反复斟酌，但难免有不足之处，亟盼中医同行专家及广大读者给予批评指正。

首批国家级教学名师

全国名老中医药专家传承工作室指导老师　杨　进

全国名老中医药专家学术经验继承工作指导老师

2024 年 2 月

前　言

　　中华民族历史上，每当发生重大疫病流行时，中医药都在防治中发挥了重要作用。历代医家在辨治历次传染病的过程中积累并总结了有效的经验与独特的理法方药体系，最终形成了疫病经典名著，流传至今的《温热暑疫全书》就是其中一本具有重要理论与临床价值的清代温病学经典著作。

　　本书原文选用 1990 年 6 月上海科学技术出版社《中国医学大成》（重刊订正本）收载的《温热暑疫全书》为参考版本，条文次序不变，原文一律改用规范简体字。本书主要是在讲解与阐释原文的基础上，结合临床应用体会展开病案分析与解读，包括原文、注释、提要、精解、医案举隅及按语等部分，使读者对《温热暑疫全书》中对于温病、热病、暑病、疫病等疾病的基本规律、证治特点和治疗方药有一个全面、立体的认识。

　　本书在编写过程中突出以下特点：一是突出实践性，注重学用结合，知行合一。在精解原文的基础上，精选医案时以近现代名老中医医案为主，诊治过程中西医结合，重点以构建中医临床思维为主。二是突出实用性，拓展了疫病理论的临床应用范围。在医案举隅部分，不但选用了现代新发传染病和感染性疾病的诊治进行解读，还选用了其他内、妇、儿科等临床各科病案进行温病学经典理论的解读，充分体现了温病学经典理论强大的临床生命力和现实实用性。

由于时间仓促，书中难免会有疏漏和不当之处，敬希读者提出宝贵意见，以资日后改进，是盼！

编者
2024 年 1 月

目　录

自　序

　　医之道难矣哉！凡病伤寒最重，温热尤烈。伤寒仅在一时，温、热、暑、疫，每发三季，为时既久，病者益多。苟不明其源，溯流不得清也。不辨其类，疗治不得当也。则温、热、暑、疫，皆热证也。燎原之下，竟乏清凉一滴。人无今昔，性有异同，神酣往圣，志切琳瑯。俊以一隙微明，静中索照焉。

　　夫上古圣人，首重色脉，以营之未交已交，定人生死，片言已毕。中古圣人，专论谷气盛衰，定人生死，片言已毕。仲景叔季圣人也，既立方论，复出不尽之脏，纬以膀胱之伤与绝，定人生死，先后合符，了无剩义矣。乃仲景于《伤寒论》中，温热森森具载，黄芩、白虎等汤，是其治也。后之学人，苟能引伸此意，便可变化不穷，神明千载。不能细察其理，反执以为治伤寒之法，盖想本汤既无外解之功，又无内夺之力，圣人立法，果何谓乎？自晋以来，疑鬼疑蜮，陋延无已。如崔文行解温，用白术、乌头、细辛、桔梗四味，更加附子，名老君神明散，更加萤火，名务成子萤火丸。热药相投，以火济火，谁其辨诸？如仲景书谓：太阳病，发热不恶寒而渴者，为温病。朱肱《活人书》谓：发热恶寒，头疼身痛者，为温病。已悖圣训矣！又云，春秋发斑咳嗽，为温病。至风温治在少阴，其所立五方，如葳蕤汤、知母葛根汤、防己汤、栝楼根汤、葛根龙胆汤。风火相炽，燔灼无休，复改圣散子，仍用附子，表里香燥同之。东坡先生在黄州时，颇称其效。岂知朱肱已三易其方，用败毒散而远热药。然厥功奚减厥罪。吴氏谓伤寒坏病，更遇温热为温病。洁古老人，伤寒名家也。其子云岐，以伤寒过经不解者为温病，指叔和之言，为仲景之文。赵嗣真谓：仲景云，重感异气，变为温病。汪机谓：仲景云，遇温气为温病，遇温热为温毒。竟不顾圣经之载于方策者，何曾有此一语？巢氏病源，遵崔文行解散法，一日用摩膏火灸，二日针灸解散，三日复汗之，四日用藜芦丸、瓜蒂

1

散吐之，五六日解未了了者复针，七日热已入胃，鸡子汤下之。遂使庞安常自撰微言，一以和解为主，奉为灵宝。少移则蹶。巢、庞比匪何极！李思训亦宗和解，王海藏称其当宋全盛。明哲莫逾，拟非其伦矣。丹溪长于温热，善用凉药，温热遇之，自能解散，要非有斟酌于其间也。东垣不善外感，长于内伤，乃从《内经》悟出冬温、春温二义，诚暗中一大炬。嘉言极口欢颂，真先得我心者矣。迫刘河间《伤寒直格》，于热病每多入理深谈。然混在正伤寒中，在人眼光采择，不免金屑杂于泥沙者欤。至明季方中行著《伤寒条辨》，可谓直登仲景之堂，独开生面。惜其论温热，亦分阴分阳，似可用热，遂为嘉言所宗。嗟乎！病名温热，自需寒凉。乃千百年来，盈庭聚讼，先后支吾。阳春寡和于汉庭，埙箎迭奏于晋室。良由来派不清，复无面墙体认，诚习焉而不察耳。不然，岂诸公各自名家，乃甘悖圣矩如是耶？若夫夏月暑证，即金匮中湿气蒸之病也。

洁古、东垣，以动静分阴阳。动而得之为阳，用白虎。静而得之为阴，用大顺、冷香诸剂。岂知夏月杲杲炎威，有阳无阴，动静不甚相远。惟多食冰果、冷物，及恣意房帏，致伤太阴少阴者，热药可以暂用。岂得视温热之味，为通行之药乎？漕宪北海林夫子，为一代伟人，医学宗匠。俊立雪程门，三五年间，极蒙提命。因授所刻明计部张凤逵治暑书，申明理蕴，精确不磨。虽有小疵，不掩大德，诚可振聋于千古者也。至叔和云，四时不正之气，感则为疫。不知非时不为厉气，仅为寒疫。而大疫之沿门阖境，传染相同者。允在兵荒之后，尸浊秽气，充斥道路。人在气交，感之而病。气无所异，人病亦同。所以月令于孟春，掩骼埋胔，不敢或后者，圣王早虑及此耳，非徒泽及枯骨也。后世治疫之法，未有定见。如嘉言，上焦如雾，升逐解毒；中焦如沤，疏逐解毒；下焦如渎，决逐解毒。俟其营卫既通，乘势追拔，勿使潜滋暗长于未尽之时。此固不易之论，然求其反复尽义，变态直穷者，舍吴又可之言，别无依傍也。

俊幸生明备，不安苟且，日引光明之藏，志披榛莽之途，辑仲景《伤寒论三注》《金匮补注》之余，先将温、热、暑、疫四证，厘订经文，采集方论，无背圣法，有合病情，各自成帙。蒙藩宪丁夫子，因戊午年时疫盛行，悯编户之疾苦，如痌瘝之乃身，遂下询疫所自始，与所为治。恻然叹曰，嗟乎！安得明此理者，数十辈循行救治，俾在火轮火树，梦魇心迷者，一旦提置冰山雪宝之中，奚止饮醍醐而称快哉！命急付枣，以公同志。

康熙己未辜月吴门周扬俊禹载识

【原文】太阳病，发热而渴，不恶寒者，为温病。

周注：温病由伏邪自内发出，一达于外，表里俱热。热势既壮，郁邪耗液，故发而即渴。其表本无邪郁，内方喜寒，故不恶寒。延至三五日间，或腹满，或下利者，即此证也。与伤寒之先表后里者大异，然独系太阳，以未显他经之证，明自少阴发出，为表里也。

【提要】出自《伤寒论》第6条，论温病提纲证。

【精解】本条当与《伤寒论》太阳病提纲证、太阳中风、太阳伤寒等证对比研究。太阳病提纲证为"脉浮，头项强痛而恶寒"，太阳中风证为"发热，汗出，恶风，脉缓"，太阳伤寒证为"恶寒，体痛，呕逆，脉阴阳俱紧"。太阳伤寒、太阳中风等证为风寒之邪外犯太阳之表，故有恶寒或恶风之症。太阳温病则为温邪外犯，周扬俊在注文中认为温病是伏邪自内发出而达于表，所以出现的是表里内外都有热，热势较重，耗伤阴液，故发病就见到口渴。因其表无邪郁，就不会有恶寒之症。周氏指出伤寒为先表后里，明显区别于温病的自里达表。

【原文】若发汗已，身灼热者，名曰风温。风温为病，脉阴阳俱浮，自汗出，身重，多眠睡，鼻息必鼾，语言难出。若被下者，小便不利，直视失溲。若被火者，微发黄色。剧则如惊痫，时瘈疭。若火熏之，一逆尚引日，再逆促命期。

方注：灼热，谓热转加甚也。风温，谓于温病有风也。阴阳俱浮，太阳本浮，而风温皆阳，故上下皆见浮也。自汗出，亦卫受伤也。身重多眠睡，鼻息必鼾，语言难出者，风拥则气昏，热甚则气郁也。小便不利者，太阳主膀胱，而风温皆阳，下则反攻，徒亡其津液，而膀胱之气伤也。直视者，太阳之筋，支者，为目上纲[1]，故不转睛而上窜也。失溲，言小便甚，失其常度也。火，灸、熨之类也。微，言攻之微，则变亦微。发黄者，火热则土燥，故其色外夺也。剧，言攻之剧，则变亦剧。如惊痫，时瘈疭者，火盛热极而生风也。熏，亦火劫也。一逆，言乍误也。尚引日，言犹可俄延。再逆，言复误也。促命期，言夭枉人之天年，其致警之意深矣！

周注：此条紧承上文，云若发汗已，身灼热者，名曰风温。是仍太阳病温，误发其汗，与更感于风者，自是不同，然亦名风温何也？既曰太阳，不即显少阴证，惟误汗，则其证本温，复以辛热之药汗之，则阴津外出，表里增热，脉必至尺寸俱浮，正以风与温混，肾水不能独沉，其证自汗身重，肾本病也。多眠睡，鼻息鼾，语言难，肾本病也。始先太阳，因汗，使少阴之候，同时荐至，危且殆矣。《古律垂戒》云：风温治在少阴，不可发汗，发汗者死。岂知太阳亦不可发汗，发汗则亦同于风温之少阴乎！缘医者误认为伤寒，而用正汗药也，若不汗而误下者，伤膀胱之气化，小便不利，津液大伤，直视失溲，一腑一脏，同时两绝矣。至误被火劫者，微则热伤营气而热瘀发黄，剧则热甚风生而惊痫瘈疭。盖因乱其神明，扰其筋脉也。然则于三者之中，一逆已待毙，再犯则立危矣。喻嘉言论《内经·刺热》论温，首引太阳之脉，色荣颧骨，荣未交，曰今且得汗，待时而已。与厥阴争见者死，期不过三日，其热病内连肾。少阳之脉，色荣颊前，荣未交，曰今且得汗，待时而已，与少阴脉争见者死。互言得汗，非发汗也。故圣人专论谷气，肾中精胜，乃汗则生，肾中虚甚，更热则死。其旨至矣！尽矣！仲景复出不尽之脏，更视膀胱以纬之，视小便不利，则膀胱伤甚。直视失溲，命门所藏之精，不能照物，神髓涸矣。瞳子高[2]，为太阳不足。戴眼[3]，为太阳已绝。已绝者，其足不可屈伸。是以中风暴病，多绝膀胱，不识人者。风温扼要，首视膀胱，未有膀胱不绝，肾水先绝者也。

【注释】

[1] 目上纲：解剖名称。谓足太阳经筋的分支，统管眼之上部。

[2] 瞳子高：太阳经气不足而致目睛上视。

[3] 戴眼：太阳之脉终的表现。《素问·诊要经终论篇》："太阳之脉，其终也，戴眼反折瘛疭……"

【提要】出自《伤寒论》第6条，论温病证候及治疗、误治、转归。

【精解】此条紧承上文，温病以发热、口渴、不恶寒为特征。如果医家没有注意到患者"不恶寒"的情况，误认为是伤寒，误用辛温发汗的方法，不但不能退热，反而会使热势加重，从而确认本病属于"风温"病，此时此病的特点是：自汗、身重、多眠、鼻息鼾、语言难等。关于对"脉阴阳俱浮"的理解，从方、周二人的注释中可以看出"阴阳"指的是尺脉、寸脉，也就是从寸脉到尺脉都表现为浮脉。此外，亦有医家以左右分阴阳，《黄帝内经》记载了人迎、气口比较的脉诊方法，以"关前一分"即寸脉为诊测点，左为人迎，右为气口，通过两者比较，判断疾病阴阳属性，因此"脉阴阳俱浮"也可理解为左右两寸均见浮脉，这种脉象临床中亦较为常见。《温病条辨》中银翘散证的脉象为"两寸独大"与此意义相似，可供参考。

风温误用下法，重伤津液，下则小便不利，津液大伤则见直视、失溲，直视是津液大伤，目睛转侧不利；失溲则为津伤无尿。如误用灸熨、烧针之类的火疗方法，轻则热伤营气，热瘀而发黄；重则热甚动风，出现惊痫、瘛疭等症。温病误治，会引发患者病情加剧，甚至危及生命。"一逆""再逆"为约数，具体转归亦与患者体质状况及感邪轻重等有关，不必拘泥。

【原文】太阳与少阳合病，自下利者，与黄芩汤。若呕者，黄芩加半夏生姜汤主之。

周注：黄芩汤，治温本药也。明言太少二阳，何不用二经药？非伤寒也。伤寒由表入里，此则自内发外。无表，何以知太少二阳？或胁满，或头痛，或口苦引饮。因不恶寒而即热，故不得谓之表也。如伤寒合病，皆表病也。今不但无表，且有下利里证，伤寒协热利[1]，必自传经而入，不若此之即利也。温何以即利？外发未久，内郁已深，其人中气本虚，岂能一时尽泄于外，势必下走作利矣。

黄芩汤

黄芩（三两） 甘草（二两，炙） 芍药（二两） 大枣（十二枚，擘）

上四味，以水一斗，煎取三升，去滓，温服一升。日再服，夜一服。若呕者，加半夏半升，生姜三两。

黄芩加半夏生姜汤

黄芩（三两） 甘草（二两） 芍药（二两） 大枣（十二枚，擘） 半夏（半升） 生

姜（三两）

上六味，以水一斗，煮取三升，去滓温服一升。日再服，夜一服。

周注：黄芩涤热，故为温利主药，以能泄热也。然用芍药者，性酸寒，深入阴分，一泄一收，热去而利止耳。取甘、枣者，和中也。膀胱与胆，二腑既病，胃无独安之理。至有呕，明有痰饮结聚，非姜、半不除。姜、半辛燥，非伏气所宜，而去呕则有殊功也。况以芩为君，又何畏乎？

【注释】

[1] 协热利：应指协表邪发热而利，造成协热利的原因虽皆为伤寒误下，表证不解，但其病理机制却有寒热之分和虚实之别，非皆由邪热内陷而致。此处通过有无表证来区分"协热利"与"利"。

【提要】出自《伤寒论》第172条，论太少合病下利或呕的证治。

【精解】周扬俊在注文中认为，本条讨论的是温病的治疗，黄芩汤为治疗温病之方药。本条既然冠以"太阳与少阳合病"，应当有太阳病、少阳病之见证，但从其用药来测证，并未见用二经之药，可知本条所论之证非从表入里之伤寒，而是由里达外的温病，所以临床未见典型之"恶寒"表证，而见"或胁满，或头痛，或口苦引饮"等症。原文提出的核心症状为"自下利"和"呕"，都是消化道症状，"自下利"是指没有经过攻下而出现的下利，没有因误攻而损伤正气，纯粹是由其人中气素虚，温邪在里下走胃肠引发疾病，津液下趋于肠则下利，上逆于胃则呕。除此之外，还常伴有腹痛、肛门灼热、里急后重、小便黄赤等。《辅行诀脏腑用药法要》记载"小阴旦汤"，较本方多生姜，治天行病身热、汗出、头目痛、下利、腹中痛、干呕者，可作为参考。

《伤寒论》第32条，论太阳与阳明合病的下利，方用葛根汤；第33条，不下利但呕，方用葛根加半夏汤，应与本条对照互参。葛根汤重在治表，可知这两条论述的下利与呕是以太阳病变为主，波及阳明，因此用葛根汤解表和里。《伤寒论》第34条，论太阳误下之后，利遂不止，是误下后邪气内陷所致，与本条自下利有别，方用葛根芩连汤。

【医案举隅】

现代研究表明，黄芩汤具有抗氧化、调节肠道菌群的作用，临床应用广泛，用于治疗不孕、崩漏、痛经等妇科疾病，肝硬化腹水、热痹等内科疾病，口腔溃疡、炎症性疾病、神经感知异常症状、出血性疾病、肿瘤等杂病，以及过度的精神因素刺激者疗效显著。黄芩加半夏生姜汤在胆囊炎的治疗中取得了较好疗效。

（一）不孕案

患者，女，31岁。2016年9月10日初诊。

[病史]诉备孕1年未果，实验室检查未见明显异常。末次月经2016年8月26日。近半年来月经量减少。食辛热则唇周痤疮易发。有胚停史。脐温38℃。其人体型中等，肤白，唇红，面有色斑，头发稀疏。舌红，脉数。

[诊断]西医诊断：不孕；中医诊断：不孕，郁热在内。

[治法]清郁热，调中存阴。

[方药]黄芩10克，白芍20克，生甘草5克，红枣20克。15剂，以水700ml煮取300ml，分2次温服，早晚各1次。隔日服（吃1天停1天）。

二诊（2016年11月8日）：家人反馈，已孕50天，孕酮22.46ng/ml。睡眠好，饮食欠佳。

[方药]黄连阿胶汤5剂。

2017年7月7日反馈：2017年6月21日顺产一健康男婴，服用上方期间未服用任何药物及接受其他治疗。

田明敏. 黄煌运用黄芩汤治疗妇科疾病的经验[J]. 中华中医药杂志，2019，34（03）：1070-1072.

按语： 该患者为年轻女性，正常性生活，备孕1年未果。其人体型中等，肤白，唇红，脐温高，食辛辣则痤疮易发，故诊为郁热在内，处方黄芩汤。服药后该患者顺利受孕，后以黄连阿胶汤保胎。有研究表明，生殖系统炎症是导致不孕的一个重要因素，而黄芩汤具有良好的抗炎及免疫调节作用。该患者脐温高，提示中下焦可能处于炎性状态。服用黄芩汤后受孕可能与黄芩汤改善了生殖系统内环境有关。

（二）湿热痢案

患者，男，63岁，干部。2003年9月2日初诊。

[病史]下痢赤白，腹痛，里急后重2天。3天前因食生冷瓜果出现腹痛，里急后重，下痢赤白，1天10余次，服氟哌酸、泻痢停等效果欠佳。检查：体温36.8℃，咽腔稍充血，扁桃体无肿大，心肺未发现异常，肝脾未触及，腹软，未触及包块，左下腹压痛，无反跳痛；舌苔黄，脉滑数。血常规：白细胞13.8×10^9/L，中性粒细胞0.71，淋巴细胞0.29，血红蛋白110g/L。大便镜检：脓细胞（+++）/Hp，红细胞（++）/Hp。

[诊断]痢疾。

[治法]清热止痢，和中止痛。

[方药]黄芩汤加减：黄芩9克，白芍9克，木香6克，甘草4.5克，地

榆 6 克。3 剂。

李凤启. 黄芩汤加减治疗湿热痢 66 例 [J]. 河南中医, 2010, 30 (02): 128.

按语： 患者内伤饮食生冷，损伤脾胃，壅塞肠腑，气血与之相搏结，肠道传导失司，气血凝滞，化为脓血。属湿热痢，治以清热化湿止痢，方选黄芩汤。下痢止，腹痛除。

（三）胆囊炎案

患者，男，47 岁，公务员。2009 年 5 月 21 日初诊。

[病史] 患者自述右上腹疼痛不适 3 年余，近 1 月因劳累、生气，饮酒后加重。同时疼痛向右肩背部放射，胁肋胀满，食欲不振，恶心欲吐，饮酒或进食油腻食物后疼痛加重，大便黏腻不爽。舌质暗红，苔黄厚腻，脉弦滑。体检：右上腹有明显的压痛和反跳痛，墨菲征阳性。辅助检查：B 超显示胆囊大小 7.8cm × 3.5cm，胆囊壁毛糙增厚。

[诊断] 西医诊断为慢性胆囊炎。中医辨证为肝胆气郁化火，湿热内蕴，肝木乘伐脾土，伤及脾胃，致使脾胃运化失司，气机升降失常。

[治法] 清肝利胆，和胃止呕。

[方药] 予黄芩加半夏生姜汤加味治之：黄芩 15 克，白芍 30 克，半夏 12 克，炙甘草 9 克，元胡 15 克，枳壳 12 克，佛手 12 克，焦三仙各 15 克，生姜 15 克，大枣 10 枚。每日 1 剂，水煎 2 次，共煎取药汁约 600ml，分早、中、晚饭后半小时温服。

连服 7 剂，疼痛大减，饮食增进。

二诊：原方去元胡，加绿萼梅 15 克。再服 7 剂，胀痛基本已经消失，饮食、二便正常。续服 10 剂而诸症皆愈，嘱节饮食、畅情志、适寒温，随访 1 年未复发。

张伟，郭媛媛. 黄芩加半夏生姜汤加味治疗胆囊炎 53 例临床观察 [J]. 北方药学, 2013, 10 (04): 33.

按语： 本病病位在肝胆，亦涉及脾胃。肝胆气郁化火，湿热内蕴，肝木乘伐脾土，伤及脾胃，致使脾胃运化失司，气机升降失常。故治宜清肝利胆，和胃止呕。方中君药黄芩苦寒入肝胆，苦能燥湿，寒以清热；白芍养血柔肝，缓中止痛；半夏与生姜配伍，取《金匮要略》小半夏汤之意，和胃降逆止呕；大枣味甘性温，补中益气，养血安神。临床实践证明，黄芩加半夏生姜汤加味治疗胆囊炎临床效果较好。

【原文】三阳合病，脉浮大，上关上，但欲眠睡，目合则汗。

方注：太阳脉浮，阳明脉大，关上乃少阳之部位，故曰三阳合病。但欲眠睡者，热聚于胆也。目合则汗者，少阳少血，虚则不与阳和。寐属阴，故盗汗出也。

周注：温气发出，乃至三阳皆病。其邪热溷[1]实，不言可知。故其脉浮大也。忆邪伏少阴时，则尺脉亦已大。今因由内发外，由下达上，而浮大见于关以上，故曰上关上也。邪虽上见阳位，少阴之源未靖[2]，则欲眠尚显本证。而目合则汗，即为盗汗，又显少阳本证。何以独见少阳？因母虚子亦虚，而少阴邪火，与少阳相火，同升燔灼也，所以稍异热病者，但目合则汗，不似热病之大汗不止也。然何以不言太阳阳明二经证？以浮为太阳经脉，大为阳明经脉也。治法当以小柴胡去人参、姜、半，加芍药为主。

【注释】

［1］溷（hùn，混）：本意浑浊，也指混乱。此处说明邪热之盛。

［2］靖（jìng，静）：平安，安静。

【提要】出自《伤寒论》第 268 条，论三阳合并，邪气侧重于少阳的脉证。

【精解】太阳、少阳、阳明同时受病，其脉象表现为"浮大，上关上"。后世医家对于"浮为太阳之脉，大为阳明之脉"认识较为统一，但对"上关上"的理解则各有不同，周氏的注释是从脉位的角度理解，关前为阳，关后为阴，所以"上关上"提示邪在阳位，符合三阳合病的定位。亦有医家认为"上关上"指脉长直有力，符合弦脉的脉形特征，是少阳主脉。临床中浮大而弦的脉象较为常见，总体属于阳实之证，倒不必强以弦脉对应少阳。

周禹载认为本条所论是温邪自内发外，由下达上，三阳皆病。"欲眠"之症就是邪自少阴而外发的表现。

"但欲眠睡"与少阴病"但欲寐"类似，都是嗜睡的表现，但少阴病脉微细，虚象已现；本病脉浮大有力，属于阳热实证，足以鉴别。"目合则汗"即盗汗，《素问·阴阳别论篇》："阳加于阴，谓之汗。"《灵枢·口问》篇："阳气尽，阴气盛，则目瞑；阴气尽而阳气盛，则寤矣。"睡眠时，阳气入于阴，患者阳热太甚，阴不内守，因而"目合则汗"，与一般理解的阴虚盗汗有别。

本条见于《伤寒论·辨少阳病脉证并治》，虽然冠以三阳合病，但除了脉象上提示太阳、阳明病变外，并未提到明确的太阳表证或阳明的口渴、大汗等，所以其病应以少阳为主，波及太阳、阳明。盗汗一症既不同于太阳中风之自汗，亦不同于阳明之多汗，系少阳热证的表现。

原文未出治法，注家多以和解少阳为主，兼清阳明之热，但处方不尽相同，周氏主张小柴胡汤去人参、生姜、半夏，加芍药，可从。亦有用小柴胡汤合白虎汤，或栀子豉汤者。

【原文】师曰：伏气之病，以意候之。今月之内，欲有伏气。假令旧有伏气，当须脉之。若脉微弱，当喉中痛似伤，非喉痹也。病人云：实咽中痛。虽尔，今复欲下利。

周注：于伏气之时，见伏气之病。而脉得微弱，则是少阴脉也。其人肾气虚者，不及于阳，而即发于阴，以少阴脉本循喉也。故将发必咽痛，至发后则痛极似伤矣。岂可认为痹证而误治耶？然咽痛势已发于上，殊不知肾司开阖[1]，阴热[2]上升，岂遂尽泄，故必疾趋后阴，而下利可预知也。

【注释】

[1] 肾司开阖（hé，合）：肾具有司开阖的作用。开则水液得以排出；阖则机体需要的水液得以在体内潴留。

[2] 阴热：即阴虚发热。

【提要】出自《伤寒论·平脉法第二》，论伏气致病脉证。

【精解】伏气致病的论述始见于《黄帝内经》。《素问·生气通天论篇》："春伤于风，邪气留连，乃为洞泄。夏伤于暑，秋为疟疟。秋伤于湿，上逆而咳，发为痿厥。冬伤于寒，春必温病。"《素问·阴阳应象大论篇》与《灵枢·论疾诊尺》篇当中亦有类似的论述，提出了邪气侵犯人体，没有立即引发疾病，而是潜伏于体内，待到时机成熟时才会发病。其中"冬伤于寒，春必温病"一句为后世系统论述伏气温病奠定了基础。成无己《注解伤寒论》："冬时感寒，伏藏于经中，不即发者，谓之伏气。"王孟英《温热经纬》中亦收录本条。

对于"今月之内，欲有伏气"一句，成无己注曰："春分之时，伏寒欲发，故云今月之内，欲有伏气。"张路玉："今月之内言春分候也。"即冬伤于寒，邪气内伏，至春分时节，邪气欲发，而出现温病。周禹载在注文中指出，春月温病属于伏气温病，此时应当注意观察患者脉象，若脉微弱则提示病在少阴，此时的咽喉疼痛不是实热证，而是下文所要论述的少阴咽痛的甘草汤与桔梗汤证。脉微弱也提示患者素体肾气虚，由于正气不足，冬季感受寒邪，不能立刻祛邪外出，潜伏于体内，至春季阳气升发之时而发病。这也与《素问·金匮真言篇》中"藏于精者，春不病温"所述一致，亦符合"邪之所凑，其气必虚"的中医发病观。

【原文】少阴病二三日，咽痛者，可与甘草汤。不瘥者，与桔梗汤。

周注：伏气发出少阴之经，必咽痛者，不必言矣。先与甘草汤以缓其上升之势，更与桔梗汤，以开其怫郁之邪，亦不必言矣。但伏气为重证，少阴为至虚，仲景轻轻先试。不用黄芩本汤者，夫岂无故？以才发少阴，止见咽痛，无胸满心烦等症也，无下利呕渴等症也。欲用他药，从何入手？故二三日间，姑就咽痛，连举二汤，使服之痛止，则少阴之邪，先已去其大半，后有证见，随之投药，此圣人明示不可妄治之道也。

甘草汤

甘草（二两）

上一味，以水三升，煮取一升半，去滓，温服七合，日二服。

周注：少阴之脉循喉咙，邪热客之，能无痛乎？正挟少阴之火上升也，主甘草者，甘能治热火也。

桔梗汤

桔梗（一两）　甘草（二两）

上二味，以水三升，煮取一升半，去滓分温再服。

周注：设服前汤而不除，非药之不胜病也。正以少阴之火挟邪上攻，则并其母亦病，故加桔梗开之，而自无不愈矣。

【提要】出自《伤寒论》第311条，论少阴客热咽痛证治。

【精解】少阴之热，循经上犯，而致咽痛，先用生甘草清热解毒。如服后咽痛不愈，加桔梗利咽止痛。周氏将本条编在此处，是认为本条论述的是伏气温病，邪气不经太阳之表，直从少阴之里而发，符合伏邪发病的特点。《伤寒论》中少阴咽痛证尚有猪肤汤、苦酒汤、半夏散、半夏汤，其中猪肤汤治少阴阴虚咽痛；苦酒汤治少阴咽中生疮；半夏散与半夏汤是治疗寒客少阴之咽痛。虽然同属少阴病，但疾病性质不同，应当注意鉴别。甘草汤与桔梗汤证与温病关系最为密切，因此被周氏选入本书。

【医案举隅】

甘草汤和桔梗汤作为治疗咽痛、咳嗽的基本方，具有清热解毒的作用，广泛见于内、外、儿等各科医著方剂中，尤其是对肺系疾病疗效显著。

（一）胃溃疡案

患者，女，43岁。

［病史］约20日前食欲不振，心下部胀满痛苦、绞痛，嗳气，烧心，恶心，同时有肩酸、腰痛，全身倦怠已极，不能食米饭，能吃辛辣味面条。医院经X线检查，诊为胃溃疡，并疑有癌变，劝其尽早手术，已安排病室床位。

潜血反应强阳性，排黑便。脉弱，腹软弱凹陷，满腹有压痛，小野寺氏臀部压痛点强阳性。

［诊断］胃溃疡，并疑有癌变。

［方药］曾考虑小建中汤、六君子汤、平胃散加减等，后来决定用甘草浸膏末，每次0.5克，1日3次。

延期10天入院，在此期间服上药，胃部症状好转；服用2个月，经癌中心详细检查，已无手术之必要，可健康地工作。

此种胃溃疡获得卓越效果之病例甚多。

矢数道明著；李文瑞等译. 临床应用汉方处方解说 增补改订版［M］. 北京：人民卫生出版社，1983：72-73.

附记：胃溃疡服用单味甘草煎剂、粉剂或浸膏末，可出现一时性浮肿。此者如前所述，乃甘草中有甘草黄苷及醋酸脱氧皮质酮作用，引起与肾上腺皮质激素类似之副作用。然而，使用甘草出现之浮肿容易消退，如甘草减量，或服用五苓散，大部数日即愈。

（二）肺痈案

一男子不时咳嗽，作渴自汗，发热便数。彼恃知医，用清肺降火、理气渗利之剂，小便不通，面目赤色，唇裂似火，痰壅。肺、脾、胃三脉浮大，按之而数。此足三阴亏损，不能相生。当滋化源，否则成痈。彼不信，仍用分利之剂，后果患肺痈，始悟其言。用桔梗汤，及滋化源而愈。

江瓘. 名医类案［M］. 北京：人民卫生出版社，1957：292.

按语：患者咳嗽经利水渗湿之剂误治而伤及阴液，致使三阴俱亏，发为肺痈，治疗应以滋阴化源，方选桔梗汤而愈。

【原文】少阴病，得之二三日已上，心中烦，不得卧，黄连阿胶汤主之。

周注：伏邪未发，津液先已暗耗。今得之二三日已上，虽阴火不升，未见咽痛等症，而心烦不卧。已知阴血消耗。故令芩、连祛热，胶、芍滋阴，两得之矣。

黄连阿胶汤

黄连（四两）　黄芩（二两）　芍药（二两）　鸡子黄（二枚）　阿胶（三两）

上五味，以水五升，先煮三物，取二升，去滓，内入胶烊尽，小冷，内鸡子黄。搅令相得，温服七合，日三服。

周注：里热当祛之，内燥须滋之。然滋之而即得其润，祛之而适涤其热，惟圣人合宜也。心烦故主黄连，佐以黄芩，则肺胃之邪俱清，然热甚以消少阴之水[1]，水源既燥，津液有不匮乏者乎？鸡子黄、阿胶，深益血分之味，以滋其阴，连、芩得此，功莫大焉。况加芍药，以敛消烁之心气，兼以入肝，遂使烦者不烦，不卧者卧矣。

【注释】

[1]少阴之水：少阴属肾，肾五行属水。《素问·水热穴论篇》："肾者至阴也，至阴者盛水也。"

【提要】出自《伤寒论》第303条，论少阴阴虚火旺不寐证治。

【精解】在《伤寒论》中，本条属少阴热化证。伤寒本为感受寒邪，邪气由外入内，进入少阴，受患者体质等因素影响，可以转化为热证，出现热扰心神的心烦、失眠等症，用黄连阿胶汤养阴清热。周禹载在注文中指出此系温病，伏邪在里，耗伤津液、阴血，而见心烦、不寐之症。温病与伤寒有别，温邪以损耗人体阴津为代价，深入少阴后也可出现阴虚火旺的不寐证。《温病条辨·下焦篇》："少阴温病，真阴欲竭，壮火复炽，心中烦，不得卧者，黄连阿胶汤主之。"适应证与本条一致，补充了"真阴欲竭，壮火复炽"的病机特点。下文第17条："壮火尚盛者，不得用定风珠、复脉。邪少虚多者，不得用黄连阿胶汤。"系对黄连阿胶汤与复脉诸方的病机鉴别，复脉诸方以滋阴为主，总体属补益之法，故邪气盛者不宜用；黄连阿胶汤总以清热泻火为主，养阴之力不足，故邪少虚多者不宜用。不拘伤寒、温病，亦或伏气温病，火热自内而发，见阴虚火旺以邪气亢盛为主，症见"心中烦，不得卧"者，均可使用黄连阿胶汤。

【医案举隅】

现代研究表明，黄连阿胶汤对于改善睡眠质量、缓解糖尿病患者周围神经病变症状、降低血糖有明显疗效，具有清热除烦、滋阴生血、润燥止血之功，不论是外感热病，还是内伤杂病，皆可辨证应用。

（一）下肢冷麻案

患者，男，43岁。

[病史]1978年10月，在无明显诱因的情况下，自觉两下肢发冷，并逐渐向上发展至腰部，向下至足心。寒冷之状如赤脚立于冰雪之中，寒冷透骨，并有下肢麻木，有时如虫行皮中状。之后寒冷又进一步发展至两胁之间，伴有阳痿不举，小便淋沥。一年半来，曾在北京各大医院经中西医多方治疗，均无效。视其双目有神，面色红润，舌质绛，脉弱略数。

[方药]黄连9克，黄芩3克，阿胶（烊化）9克，白芍6克，鸡子黄2枚。

服药 3 剂后，下肢寒冷、麻木等症明显减缓，心烦、汗出等症也大有好转。上方加丹皮 6 克，并同时服用知柏地黄丸而愈。

张文选. 温病方证与杂病辨治［M］. 北京：中国医药科技出版社，2017：274-275.

按语：初按肝胆气郁，阳气不达之阳郁厥证论治，投四逆散加黄柏、知母无效。再诊时，询知有心烦、寐少、多梦、身半以上汗出，此当属黄连阿胶汤证。但下肢为何厥冷？因而想到《伤寒论》中曾说："太阳病二日，反躁，凡熨其背而大汗出……故其汗从腰以下不得汗，欲小便不得……足下恶风……"以及"微数之脉，慎不可灸，因火为邪，则为烦逆……因火而盛，病从腰以下必重而痹。"由此可见，凡火热盛于上者，必痹于下，而形成上下阴阳格拒之势。本证火气独在上，故心烦不得眠而身半以上汗出；阳气不下达，故腰腿以下厥冷。

（二）心烦失眠案

患者，男，48 岁。1965 年 12 月 13 日初诊。

［病史］因患肺炎而发烧，半月方退，心烦、失眠 1 个月不愈，口苦思饮，手足心热，汗出，舌红苔黄，脉弦细数。

［方药］予黄连阿胶汤：黄连 10 克，黄芩 6 克，白芍 6 克，阿胶 10 克，鸡子黄 1 枚。阿胶烊化。

上药 1 剂即感心烦热、夜眠好转，3 剂诸症全解。

冯世纶. 经方真传［M］. 北京：中国中医药出版社，1994：236.

按语：本病久热伤阴，致使阳不得入阴，发为失眠、心烦，治以养阴清热，方用黄连阿胶汤，1 剂如神，3 剂覆杯而愈。

（三）肺结核大咯血案

患者，男，37 岁。

［病史］胸痛 6 年，经胸透诊为空洞性肺结核。骨蒸潮热，干咳，痰中带血，夜寐多梦。1 周前因外感而高热，服中药后汗出热退。近 2 天出现大咯血，每次约300ml，每日 1~2 次，中西药治疗无效。刻下见：身微热，口渴，便秘，心烦，舌红苔薄白，脉细数。

［诊断］中医诊断为热邪未清，肺肾阴虚，心肝火旺。

［治法］滋阴降火止血。

［方药］黄连阿胶汤加减：黄连 3 克，黄芩 10 克，白芍 10 克，鸡子黄（冲服）2 枚，阿胶（烊化）30 克，牡丹皮 12 克，白及 30 克，款冬花 10 克，杏仁 10 克，生地黄 15 克，麦冬 10 克，百合 10 克。煎服 1 剂，咯血即止。

柳少逸. 伤寒方证便览［M］. 北京：中医古籍出版社，2006：72.

按语： 患者外感未愈，邪热未清，后致肺肾阴虚，心肝火旺，发为结核咯血。治疗应以滋阴降火为主，兼以止血，选黄连阿胶汤加减，1剂而愈。

春温集补证治并方

【原文】 凡温病发必温而烦扰，胁满口苦，恶热而不恶寒。明系自内发出，更无表证。虽经络不同，必先少阳，以春行风木之令也。

一法少阳阳明合病，里证多者，承气汤。

一法三阳合病，大柴胡汤或双解散。

一法若少阳经有客邪而发，脉弦，两额旁痛，寒热口苦，宜小柴胡去人参、姜、半，加栝楼根。有呕者，但去人参。

一法脉微紧，兼恶寒头痛，宜栀子豉汤，或益元散加葱、豉、薄荷。热甚，凉膈散去大黄、朴硝，加葱、豉。

一法头痛如破，暴感外邪，宜葛根葱白汤。散邪后，用黄芩汤。

一法脉洪大而数，外热谵语，热在三焦也。三黄石膏汤。

一法凡应下证，下后热不去，或暂解复热，再下之。

一法下后热不止，脉涩咽痛，胸满多汗，热伤血分也。葶苈苦酒汤吐之。

一法里热已甚，阳邪怫郁，作战[1]而不能汗出，虽下证未全者，宜凉膈散。

一法腹满烦渴，脉沉实者，三承气汤选用。势剧者合黄连解毒汤。

【注释】

［1］作战：发作为战栗。

【提要】 论春温证候特点、发病机制及治疗方法。

【精解】 春温发病，由于时令因素，首先发于少阳经，临床表现见口渴、烦躁、口苦、恶热而不恶寒等火热病症为主，同时见胁满等少阳见症。周禹载指出春温属于伏气温病，病邪自内而发，先侵犯少阳经，所以说"更无表证"。但实际上，随着疾病发展，并不局限在少阳一经。从周氏提出的十条治法看，春温为病，可见太阳、少阳、阳明、少阴等各经病证，亦可出现少阳阳明合病或三阳合病的情况。

少阳证，以脉弦，额旁痛，寒热口苦为特点，以小柴胡汤加减。太阳证有两条，表寒兼里热者，栀子豉汤或益元散加葱、豉、薄荷；头痛如破，暴感外邪者，先用葛根葱白汤散外邪，后用黄芩汤清里热。阳明证四条，分别是：热在三焦，三黄石膏汤证；下后复热的阳明腑证，仍用下法，原文未出方，可斟酌使用承气汤；阳邪怫郁，战而不汗的火郁证，用凉膈散；阳明腑实，热盛伤津，用承气汤合黄连解毒汤。下后热不止，脉涩咽痛，胸满多汗，周氏认为是热伤血分，从六经看，符合少阴咽痛的特点，用葶苈苦酒汤，也可参考前文少阴咽痛各条。

总体而言，周氏虽然从伏气发病角度讨论了春温的发病机制与病证特点，但在治疗上，仍未能脱离《伤寒论》六经辨证治疗体系，所选处方大部分为仲景方，同时参考后世医家相关论述加以补充，如引用《外台秘要》黄连解毒汤，庞安时葛根葱白汤，朱肱葶苈苦酒汤，刘河间双解散、凉膈散，陶节庵三黄石膏汤等，汇各家之长，为此后温病学体系的形成奠定了基础。

附　风温

【原文】一法倘温病少阴伏邪发出，更感太阳客邪，名曰风温。必阳脉浮滑，阴脉濡弱，发热，咽痛口苦。但微恶寒者，黄芩汤加桂枝、石膏。或以葱、豉先撤其外，后用黄芩汤，甚则葳蕤汤加减。

一法本太阳病，发热而渴，误发汗，身灼热者，亦名风温。脉阴阳俱浮如前证，用麻黄升麻汤，去二麻、姜、术。按误汗风温一证，仲景不出方者，以为太阳少阴同时荐至[1]，危于两感，去生甚远也。

【注释】

[1] 荐至：接连而来。荐，通"洊"，再、屡次、接连之意。

【提要】论风温证候特点、发病机制及治疗方法。

【精解】本段讨论的风温，与我们现今温病学中"风温"的概念有所区别，今之"风温"是指感受温热邪气，感而既发的疾病。周氏所论"风温"有两种，一是少阴伏热，兼外感太阳表寒所致，故既有发热、咽痛、口苦等温热证候，也兼有微恶寒的表证。治疗可表里同治，用黄芩汤加石膏清里热，配伍桂枝解表；亦可先用葱、豉发散外寒，再用黄芩汤等清里热；如伤阴较甚则用加减葳蕤汤滋阴解表。二是温热误汗伤阴所致，治用麻黄升麻汤，去二麻、姜、术。麻黄升麻汤主治伤寒六七日，大下后，寸脉沉而迟，手足厥逆，下部脉不至，咽喉不利，吐脓血，泄利不止。因此处用于治疗温热病，故去麻黄、升麻、干姜、白术之温燥，保留其清热滋阴养血的部分。

周氏所论"风温"为太阳、少阴同病，与前文"春温"的邪伏少阳不同，亦与今之感而既发的"风温"有别，应予以注意。

附 冬温

【原文】一法冬时有非节之暖，未至而至，即为不正之气。独冬不藏精之人，肾气外泄，腠理不固，温气袭人，感之为病，此为冬温。脉必寸洪尺数，或实大，心烦呕逆，身热不恶寒；或头疼身重，面肿咳嗽，咽痛下利，与温无异，而时令不同也。宜阳旦汤，加桔梗、茯苓。

一法若有寒食停滞，加厚朴温药一味以温散其中，黄芩凉解其外，即仲景阳旦汤之意也。

一法若先感温气，即被严寒遏抑，则发热而微畏寒，汗不出而烦扰，阳旦加麻黄、石膏发之。

一法医视冬温，每有误认伤寒，辛热发汗，致令发斑成毒者，当以升麻葛根汤，加犀角、黑参。或犀角黑参汤。

一法更有辛热发汗，徒耗津液，里热益甚，胸腹满闷。因误用下药，反发热无休止，脉来涩，此阴血受伤也，急宜葶苈苦酒汤探之，以收阴气，泄邪热。若服后热势转剧，神气昏愦，谵语错乱者，必不救也。冬温为病，亦自不一，当各随见证治之。

凡冬温之毒，大便泄而谵语，脉虚小，手足冷者，皆不治也。

【提要】论冬温证候特点、发病机制及治疗方法。

【精解】冬温是指冬季气候反常而发生的热性疾病。吴鞠通《温病条辨》："冬温者，冬应寒而反温，阳不潜藏，民病温也。"本文所谓"非节之暖"，即冬应寒而反温之意。"未至而至"语出《素问·六微旨大论篇》："未至而至，来气有余也。"是运气学概念，指时令未至而岁气先至，时令尚在冬月，但春季温暖的气候却提前到来。"非节之暖，未至而至"都是反常气候，属于不正之气。"独冬不藏精之人，肾气外泄，腠理不固"则是对《素问·金匮真言论篇》"藏于精者，春不病温"的发挥。从正气亏虚，导致温邪侵袭角度讨论冬温的发病原因。可见周氏将冬温的发病概括为内外两方面，外有"不正之气"，内有"肾气外泄"，这也符合"正气存内，邪不可干""邪之所凑，其气必虚"的中医发病观。

冬温的证候特点"与温无异"，原文所列脉证，皆属实热证候，但周氏主张用阳旦汤加桔梗、茯苓进行治疗，值得商榷。阳旦汤之名见于《伤寒论》第30条"证象阳旦，按法治之而增剧。"注家观点不一，有认为阳旦汤即桂枝汤，也有认为阳旦汤为桂枝汤加黄芪或桂枝汤加附子，但总以桂枝汤为底方。《辅行诀脏腑用药法要》记载天行病 13 方，其中"小阳旦汤"组方与桂枝汤相同，可为佐证。周氏所引阳旦汤应出自《外台秘要》，为桂枝汤加黄芩。《外台秘要》卷二引《古今录验》："主治中风伤寒，脉浮，发热往来，汗出恶风，项颈强，鼻鸣干呕。"从主治病症看，《外台秘要》阳旦汤仍是治疗风寒为主，其"汗出误风"与本文"身热不恶寒"显然有别。可以看出，周氏虽然对伤寒与温病在病因、发病等方面的区别有了较为深刻的认识，但在治疗方面仍然未能摆脱《伤寒论》的影响。吴鞠通《温病条辨》："太阴风温、温热、温疫、冬温，初起恶风寒者，桂枝汤主之；但热不恶寒而渴者，辛凉平剂银翘散主之。"将恶寒与否作为鉴别寒温的重要指征，分别用桂枝汤、银翘散治疗，确定了辛温发散与辛凉透表两大治法，使温病的理论体系得以完善。

冬温变证两种，一为兼有寒食停滞，加厚朴一味，以药测证，当见腹部胀满；二为表寒壅遏里热，加石膏、麻黄，取辛散之效，与麻杏甘石汤同义。温病误用辛温发汗，亦有两种情况，一为发斑，用升麻葛根汤加犀角、黑参，或用犀角黑参汤；二为损伤阴血，用葶苈苦酒汤。黑参为玄参别名，本书成书于康熙十八年（1679 年），为避玄烨之讳，不用玄参之名。犀角、玄参为治疗温病热入血分、发斑动血的常用组合，代表方如清营汤、化斑汤等，可相互参考。

周氏提出，凡是冬温，出现了大便泄泻、谵语、脉虚小，手足冷等症者，都是危急重症、不可治之证。周氏虽曰不治，但临床仍可参考《伤寒论》《温病条辨》等相应证候，选择适当治疗方法。

如见大便溏泄，则提示邪入下焦。《温病条辨》："下后大便溏甚，周十二时三、四行，脉仍数者，未可与复脉汤，一甲煎主之；服一二日，大便不溏者，可与一甲复脉汤。"吴氏自注："下后法当数日不大便，今反溏而频数，非其人真阳素虚，即下之不得其道，有亡阴之虑。若以复脉滑润，是以存阴之品，反为泻阴之用。故以牡蛎一味，单用则力大，即能存阴，又涩大便，且清在里之余热，一物而三用之。"大便溏泄同时谵语，则是热陷心包未解，邪气已入下焦。《温病条辨》："痉厥神昏，舌短，烦躁，手少阴证未罢者，先与牛黄紫雪辈，开窍搜邪；再与复脉汤存阴，三甲潜阳，临证细参，勿致倒乱。"脉虚小则为正气虚衰，手足冷是热邪内陷、热深厥深的表现。大便泄而谵语、脉虚小、手足冷亦可能见于阳虚证。温邪本耗伤阴津，发展到后期，阴损及阳，阴阳两虚，兼见阳虚证候，亦是病势危重、难以治疗的表现。

附 温疟

【原文】一法春时温病未愈，适复感寒，忽作寒热者，温疟也。《阴阳例》云：脉阴阳俱盛，重感于寒，变为温疟，其证寒热交作，胸胁满，烦渴而呕，微恶寒者，小柴胡去参、半，加栝楼根、石膏。

一法无寒但热，其脉平，骨节烦疼，时呕者，黄芩加生姜汤。至如《内经》所言，先热后寒之温疟，乃得之冬中于风，寒气藏骨髓之内，至春阳气大发之时，邪气不能自出，因遇大暑，脑髓烁，肌肉消，腠理发泄，或有劳力，邪气与汗共并而出，此病藏于肾，自内达外者也。如是则阴气虚而阳邪盛，故为热。热盛则必衰，衰则气反而复入，入则阳虚，阳虚则又寒矣。故先热后寒，名曰温疟。治宜人参白虎汤。

周禹载曰：或有客邪，则必先微恶寒，继大热，热而后大寒者也。本汤中略用桂枝，此伏邪自发之温疟，与温病复感外邪之温疟，自是两种。

【提要】论温疟证候特点、发病机制及治疗方法。

【精解】温疟的概念在古代文献中并不统一，周氏讨论了三种类型的温疟。

一是寒热交作之温疟，系由春季温病未愈，再次感寒，属于温病复感外邪之温疟。考其源流，出自《伤寒论·伤寒例》："若脉阴阳俱盛，重感于寒者，变成温疟。"周氏认为，《阴阳例》可能是刊刻之误。《注解伤寒论》："脉阴阳俱盛者，伤寒之脉也。《难经》云：伤寒之脉，阴阳俱盛而紧涩。经云：脉盛身寒，得之伤寒。""脉阴阳俱盛"是伤寒，之后再次感受寒邪，而变成温疟。"寒热交作，胸胁满，烦渴而呕，微恶寒"为少阳病症状，系周氏补充，应是根据前文"春时温病未愈"这一时令特点，方用小柴胡汤去性温之人参、半夏，加性寒凉之栝楼根、石膏。

二是无寒但热之温疟，脉平，症见骨节烦疼、时呕，周氏认为应按温病来治，用黄芩汤清热，加生姜以止呕。

三是先热后寒之温疟，系伏邪自发之温疟，由冬季受风，寒气藏于骨髓之内；到春天阳气升发之时，邪气在里，不能自出；到了夏日时令，因遇大暑，暑热之邪消烁脑髓、肌肉，腠理发泄，再加之劳力等因素，此时，藏于里之邪气才得与汗共并而出。周氏认为，此种温疟是属于邪气藏于肾，自内达外之证。如是则阴气虚而阳邪盛，故为热。热盛则必衰，衰则气反而复入，入则阳虚，阳虚则又寒矣。故先热后寒，名曰温疟，周氏选用人参白虎汤治疗，清热与补虚同时进行。此类温疟考其源流，出自《素问·疟论》："先伤于风，而后伤于寒。故先热而后寒也。亦以时作，名曰温疟。"周氏指出，此类温疟，如果再感外邪，其临床表现则见先微恶寒，继大热，热而后大寒。用人参白虎汤加少量桂枝来治疗。

《温病条辨》对温疟的发病做出总结："温疟者，阴气先伤，又因于暑，阳气独发也。"在治疗上也做了较为系统的梳理，除了引用《金匮要略》白虎加桂枝汤证外，还补充了五脏疟等，可以参考。

附　温毒发斑（热病发斑同此）

【原文】发斑因失于汗下，热毒内攻，不得散，蕴于胃腑，而发出肌表，或汗下不解，足冷耳聋，胸中烦闷，咳嗽呕逆，躁热起卧不安者，便是发斑之候。至春温病之人，更遇时热，为未至而至之异气，变为温毒。王叔和云：阳脉洪数，阴脉实大，更感温热，变为温毒。伏温与时热交并，表里俱热，温热为病最重也。其脉浮沉俱盛，其症心烦闷，呕逆喘咳，甚则面赤，身体俱赤色，狂乱躁渴，咽肿痛，狂言下利而发斑，最为危候。斑如锦纹，身热烦躁，大便燥结者，黄连解毒汤。

若躁闷狂妄而无汗者，三黄石膏汤。

自汗烦渴而发斑，为胃热，人参化斑汤。

烦热错语不眠，白虎合黄连解毒汤。

斑不透，犀角大青汤。已透热不退，本汤去升麻、黄芩，加人参、生地黄、柴胡。凡斑色紫者为危候，黄连解毒合犀角、地黄。然须与病家言过而用，以此证虽药，十中仅救二三。若黑色而下陷者，必死也。

发斑虽禁下，若大便秘，躁渴色紫者，可微下之。

若发斑已尽，外势已退，内实不大便谵语，小剂凉膈散或大柴胡微下之。

凡发斑红赤者为胃热，紫为胃伤，黑为胃烂也。大抵鲜红起发者吉，虽大不妨。稠密成片紫色者，半死半生；杂色青紫者，十死不一生矣。凡斑既出，须得脉洪数有力，身温足暖者易治；若脉小足冷，元气虚弱者难治。狂言发斑，大便自利，或短气，燥结不通，而黑斑如果实黡[1]者，皆不治。

【注释】

[1] 黡（yǎn，眼）：黑痣，皮肤上生的黑色小斑点。

【提要】论温毒发斑的证候特点、发病机制、治疗方法及预后。

【精解】温毒指感受温热时毒而发生的急性感染，即所谓"诸温夹毒"。一般多表现为头面或咽喉肿痛，斑疹出血等。《温病条辨》："温毒者，诸温夹毒，秽浊太甚也。"即温热与秽浊毒邪兼夹致病。本文论述了温毒发斑的发病机制，由于汗、下等误治，温热之邪不能透散，蕴藏在胃腑，从而在肌表出现斑疹等。周氏注意到了热邪不解引起发斑的问题，但未能进一步加以系统化，对于病位的认识也着重在胃，考虑到脾胃主肌肉的理论，认为发斑是肌肉之病，而邪热则蕴结在胃。周禹载之弟子叶天士提出"卫气营血"辨证体系，叶氏认为，发斑属于温热邪气动血的表现，治疗用凉血散血之法，较之更具有系统性。《温病条辨》分三焦论病，上、中、下三焦均可出现血分证而有发斑表现，病位不独在胃，疾病亦不仅限于温毒，风温、温热、瘟疫、温毒、冬温等温热类温病均可出现发斑。在认识上亦是重大进步，使得温病体系更为系统化。

在治疗上，周氏仍以清热方为主，如《外台秘要》的黄连解毒汤、陶节庵的三黄石膏汤、白虎合黄连解毒汤等。唯有犀角大青汤用到凉血之法，但"斑不透"的提法亦与现今温病学观点相悖。

最后一段关于发斑预后的论述具有一定价值，可供参考。总体上看，斑色赤者预后较好，色紫甚至青者，病情较重，治疗困难，预后不良。脉象方面，发斑同时见洪数有力脉预后较好，若见脉小、足冷等虚弱之象，预后亦不良。

附 医案三则

【原文】许叔微治一人，内寒外热而发斑，六脉沉细，肩背胸胁斑出数点，随出随隐，旋更发出，语言狂乱，乃阳为阴逼，上入于肺，转之皮毛，故错乱如狂，非谵语也。肌表虽热，以手按之，须臾冷透如冰，与姜、附等药数剂，乃大汗而愈。

滑伯仁治一人，身大热，脉沉实而滑，四末微清，以灯烛之，遍体皆赤斑，舌上苔黑，而燥裂芒刺，神昏谵语。以小柴胡加知母、石膏。一夕连进三服，次用大承气下之而安。

吕沧州[1]治一人，脉虚自汗，误与真武汤，遂至神昏，时时熟睡，脉伏不至，而肌热灼指，此营热致斑之候，非阳病阴脉之比，先与白虎加人参汤，化其斑，复以桃核承气下之而愈。

周禹载曰：发斑之证，已致慎其下，及用辛热，更无是理。而病情之变，复有如三案者。可见病机不可执一，妙在临证化裁耳。故附之以广识见云。

【注释】

[1]吕沧州：吕复，字元膺，晚号沧州翁，河东（今山西）人，元末明初名医。

【提要】许叔微、滑伯仁、吕沧州治发斑医案三则。

【精解】周氏列举许叔微等三人治疗发斑的病案，旨在说明临床应随病情变化，准确判断病机，并随证处方，不可胶柱鼓瑟。许叔微案"内寒外热"，亦可称真寒假热，即内寒是真寒，而体表发斑的"外热"是阴寒内盛，阳浮于外的表现，因此以姜、附温药治疗。滑伯仁案则为里热炽盛，虽见四肢微凉，实因热深而厥，从遍体赤斑、神昏谵语及舌象可以判断为实热证，故用小柴胡加石膏、知母，少阳、阳明同治，后用承气攻下。吕沧州案系误治发斑，见脉虚自汗，以为阳虚，用真武汤温肾利水，导致发斑，热伏于里，故脉伏，因而用白虎加人参汤，攻补兼施。邪热深入，蓄血神昏，故用桃核承气汤。

【医案举隅】

一、三黄石膏汤

三黄石膏汤具有清热解毒、发汗解表的功效，现代研究发现，其对高热、黄疸、荨麻疹、汗证等效果显著。

汗证

荆州李山人，年四十余，凡饮食头上汗多，气如烟雾，必频抹乃止。寸关浮洪，两尺沉实，胃脉倍盛而数。此胃热蒸笼头也。饮食入胃，遇热上熏心肺。心主汗液，火性上腾，肺主皮毛，腠理不密，故头汗出，若蒸笼之气，因煎迫而如烟雾也。以三黄石膏汤数剂，清胃热愈。

魏之琇. 续名医类案［M］. 北京：人民卫生出版社，1957：369.

按语：患者中焦热盛，上熏心肺，火热弥漫三焦，治宜清胃中火热，选三黄石膏汤。

二、葳蕤汤

葳蕤汤具有养阴理虚之功效，主治病后多眠，身犹灼热，余邪未清，正气未复，临床发现其对咽炎、冬温高热、各种疾病导致的气阴两虚体质有较好的疗效。

感冒发热

患者，男，35岁。1998年10月28日就诊。

［病史］主诉发热7天，体温持续在37.5~39.7℃之间。曾口服康必得、感冒清热冲剂、阿莫西林、APC等药，并静脉滴注青霉素（800万单位，每日

1次）3天，静脉滴注头孢噻肟钠（3克，每日1次）2天，均不见效。刻下体温38.3℃，症见发热无汗，微恶风寒，头身疼痛，口干，舌红少苔，脉浮细数。

［方药］给予加减葳蕤汤，另加太子参、葛根、生石膏、知母、防风，以增强养阴益气、解表退热之效。

患者仅服半剂，即有周身汗出，体温降至37.2℃。1剂后，热退身凉，体温正常。服至3剂，体质恢复如常。

郝艳新，王海彤. 加减葳蕤汤临床应用举隅［J］. 北京中医药大学学报，2000，（04）：74.

按语：临床常有一些流行性感冒或普通感冒发热患者，素体尚壮，但此次发病，经多次应用解热镇痛药、抗生素及抗感冒药达1周以上，仍体温不退，或退后复升。此类患者或感于风热，卫气同病，或感于风寒，入里化热而表邪未解；一方面邪热久稽，耗气伤阴，另一方面反复大量出汗，劫伤气阴。治疗急当滋阴益气以助营卫，疏风解表以驱外邪。

三、麻黄升麻汤

麻黄升麻汤具有发越郁阳、清上温下之功效，主治以阳郁为主要病机的内科杂病。

不寐

患者，女，46岁。2018年12月17日初诊。

［病史］患者眠差3年，加重半月。现症见：入睡困难，眠浅易醒，夜眠3~4小时，心烦易怒，难以自制。白天精神萎靡，头脑昏沉，双上肢麻木疼痛，夜间时有烦躁心悸。平素畏寒，饭后时有胃脘胀闷感，纳可，小便利，大便1日2次，不成形。舌质红，苔薄黄，脉沉紧。

［方药］麻黄升麻汤加减：生麻黄6克，升麻24克，当归15克，白芍12克，石膏20克，知母12克，玉竹15克，天门冬15克，黄芩12克，茯苓15克，桂枝9克，苍术12克，白术9克，干姜6克，炙甘草3克。水煎服，每日1剂，分早晚2次温服。

二诊：服上方7剂后，患者睡眠较前明显改善，入睡较易，偶有多梦早醒，醒后可复寐，夜眠6~7小时，心烦减轻，心悸全无。上方加用苦参12克，磁石30克。继服7剂后，诸症悉减。

蔡青杰，王中琳. 麻黄升麻汤治疗阳郁证验案分析［J］. 世界最新医学信息文摘，2019，19（30）：256+259.

按语：该患者之不寐，临床症状虽表现为虚实错杂，实则属阳郁热扰，心神不宁，营卫周转不利，舌脉俱为佐证。治以调和阴阳，宣畅气机，故寐可安。选方麻黄升麻汤。

四、升麻葛根汤

现代研究表明，升麻葛根汤具有抗炎镇痛及体外抑菌的作用，治疗带状疱疹等属邪郁肌表，肺胃有热者疗效较好。

带状疱疹

患者，男，58岁。2014年4月12日初诊。

［病史］主诉：左背侧起簇状疱疹伴疼痛20天。现病史：左背侧起成簇形带状疱疹，输青霉素、利巴韦林等治疗，效果不明显。疱疹区域附近皮部疼痛，疱疹色红，疲倦乏力，口干。输液治疗后手干起皮，易急躁，心烦易怒，纳少，失眠，入睡困难，多梦，易醒。大便不成形，小便正常。舌淡，苔腻微黄，脉弦数稍滑，左脉细，右脉弦数滑。

［诊断］西医诊断：带状疱疹。

［方药］葛根90克，升麻10克，白芍10克，甘草6克，黄芪10克，青蒿10克，羌活10克，板蓝根10克，陈皮10克，苍术10克，酸枣仁10克，蜈蚣50条（研末冲服，首日服3~4条，以后每日增加1条，增加至7~8条为止）。痛感消失后停药。

连服14剂后，疼痛明显减轻，全身症状亦有改善。后给予饮食调治。随访，诸症悉除。

巫鑫辉，车志英，姚涛，等. 王国斌教授运用升麻葛根汤加减治疗带状疱疹经验［J］. 中医研究，2015，28（06）：45-47.

按语：辨证之后诊断为缠腰火丹，证属肝经湿热。治以清热解表，利湿养肝。投以升麻葛根汤加味。方中重用清热之剂，兼以扶正，四诊合参，病症结合，辨证施治，切中病机，故能药到病除。

五、双解散

现代研究表明，双解散熔汗、下、清、补于一炉，兼顾表里、气血、三焦，致使"药毒"通过皮肤、消化道、泌尿系（汗和二便）等多途径排除体外，共同起到消炎、解毒、中和毒素的作用。

剥脱性皮炎型药疹

患者，女，35岁，农民。2001年3月13日初诊。

［病史］主诉：全身皮肤潮红，脱屑2天。现病史：患者1年前曾服用磺胺类药物，2天后皮肤起疹子，伴瘙痒，后逐渐消退。2天前因发烧，咽痛，服用复方磺胺甲基异唑片，当晚皮肤即起麻疹样疹子，伴瘙痒，后病情进行性

加剧。刻诊：全身几无完肤，弥漫性潮红，微肿，大片脱屑，有少量渗液，四肢屈侧及弯曲处尤甚，间有结痂。自觉皮肤发热，口苦口干，大便调，小便黄。舌质红，苔黄腻，脉滑数有力。

［诊断］药物性皮炎（剥脱性皮炎型）。辨证：热毒充斥三焦，泛溢肌腠。

［治法］开泄三焦以排毒。

［方药］防风12克，川芎9克，当归9克，白芍12克，薄荷18克，麻黄9克，连翘24克，石膏60克，黄芩15克，桔梗12克，滑石24克，生甘草6克，荆芥12克，白术12克，栀子15克。水煎，1日1剂。

医嘱：停用西药，注意皮肤卫生，皮损忌用水洗及搔抓。

患者服上方2剂，症状明显缓解，守方共服8剂而愈。

罗茂林. 双解散治疗剥脱性皮炎型药疹1例［J］. 安徽中医临床杂志，2001，（05）：393.

按语：剥脱性皮炎型药疹是一种较为严重的变应性皮肤病，处理不当尚可危及患者生命。方中防风、麻黄辛温发散，使"毒"从汗而解；荆芥、薄荷为轻清之品，上行巅顶，使毒由鼻而泄；滑石、栀子清泄三焦之热毒，开决渎，使毒从溺而出；石膏、桔梗、连翘、黄芩清泄肺胃，使毒从内而消；更以当归、川芎、白芍养血活血，白术健脾燥湿，甘草和中缓急，祛毒邪而不忘扶正气，以使病邪排出体外，邪祛正安。

春温病论

【原文】周禹载曰：喻嘉言《尚论篇》，阐发仲景伤寒论殊畅也。《医门法律》，阐发《金匮要略》殊贯也。虽皆有所粉本，然学广才弘[1]，心灵笔古，以各成其妙者也。至《尚论·温病》[2]云：会《内经》之旨，以发仲景不宣之秘。且谓仲景略于治温，而法度错出于治伤寒中。因《内经》云：冬伤于寒，春必病温，此一大例也；冬不藏精，春必病温，此一大例也；既冬伤于寒，又冬不藏精，至春月同时病发，此一大例也。奉此三例以论温证，而详其治，然后与仲景三阳三阴之例，先后合符。盖冬伤于寒，邪藏肌肤，即邪中三阳之谓也。冬不藏精，邪入阴藏，即邪中三阴之谓也。嘉言之论如此，予谓温病无阴阳之分也，何也？冬有温气，先开发人之腠理，而寒得以袭之，所谓邪之所凑，其气必虚。惟不藏精之人，而后虚也，虚则寒伤其经，经必少阴者，以少阴脏本虚也。然所伤原微，且冬月大水当令，其权方盛，微邪不敢抗衡。但卧榻之侧，岂容他人鼾睡？

惟有阻彼生意，暗烁精髓。至于春时，强木长而水不足以供其资始，则当春而温。

木旺水亏，所郁升发，火气燔灼，病温而已矣。其所伤者，寒也；所病者，温也；所伏者，少阴也；所发者，少阳也。故病必有阳而无阴，药必用寒而远热，黄芩汤其主治也。则嘉言之论温，有阴有阳，如伤寒三阴经可用辛热者。予曰：否，否，不然也。

又曰：冬伤于寒，春必病温，是言所感者本寒也。王叔和云：从立春节后，其中无暴大寒，又不冰雪，有人壮热为病者，此属春时阳气发外，冬时伏寒，变为温病。此亦明言寒也。"变"字大妙，嘉言以为非，予独以为确。寒气内伏，郁久而发，自成热矣。伤寒，寒也，暂袭营间，不久而为大热，况迟之又久耶，为热乃自然之理。但不言变，不足以教天下也。然何以不言热而言温？以春行温令故也。如李明之所云：冬伤于寒者，冬行春令也。当冬而温，火胜而水亏矣。水既亏，则所胜妄行，土有余也。所生受病，金不足也。所不胜者侮之，火太过也。火土合德，湿热相助，故为温病。然由明之所言，是冬温而感之即病者也，非伏寒也，非变也。不然，必无冬温一证也而后可。既有冬温，则有是气，已有是证矣。由其言以悉冬温，便可垂论不磨。若论春温，不免贻昧千古矣。经曰：逆冬气，则少阴不藏，不藏则寒邪得而入之，伤于肌肤，伏于骨髓，始知冬为藏精之时。惟逆冬气，遂使少阴之经气不闭，复遭非时之暖，致令开泄，忽然严寒骤返，不免受伤。故受伤者仍是寒邪也。因先被温令开泄，似乎喜寒，且所伤不甚，故不即病，而潜伏于少阴也。然所以不病于冬而病于春者，正因水在冬为旺时，邪伏于经，且俯首而不敢抗，内郁既久，已自成热。至行春令，开发腠理，阳气外泄，肾水内亏。至春三月，而木当生发，孰为鼓舞？孰为滋养？生化之源既绝，木何赖以生乎？身之所存者，温也。时强木长，故为温病。余故以彼论冬时之感温非是，而此论冬月之伏寒最精。愚性甚拙，何敢好议先贤，但以为必如此，方与冬温两不相阻。且与仲景论温热，必推本自始，动曰伤寒之旨，无悖云耳！

门人问曰：伤者寒也，何以病温？答曰：伤寒非病寒乎，而何以热也？寒郁营间，不一二日而成大热，况伏藏于内者，数十日之久耶！夫既邪伤肌肉，何以得入少阴经中？盖惟不藏精，则少阴先病，故邪伤者，少阴也。春属木，则自内发出，无论兼太阳，或阳明，总无不由少阳何也？彼少阳行春令也。然既从少阴矣，何仲景专云太阳病？盖太阳与少阴相表里，故以发热为太阳也。曰不恶寒，明无表证也。则其热自内出，无外邪郁之也。然则仲景复言太少合病者，见发热不恶寒或兼有耳聋胁满证也。言三阳合病者，以脉大属阳明[3]，而多眠则热聚于胆也。不言法者，总以黄芩汤为主治也。乃嘉言复谓有发表三五次，而外证不除；攻里三五次，而里证不除。以为在表也，又似在里；以为在里也，又似在表。此温疫证感天地人湿气、热气、尸气，邪入口、鼻，混淆三焦者相近，与春温全不相涉也。愚故及之，以破后学之惑。

门人复问曰：春温亦间有一二表证者乎？曰：有之。伏气之病，虽感于冬，然安保风之伤人，不在伏气将发未发之时乎？但兼外感者，必先头痛，或恶寒而后热不已，此新邪引出旧邪来也。或往来寒热，头痛而呕，稍愈后，浑身壮热为病者，此正气又虚，伏发更重也。总之无外证者，以黄芩汤为主治。兼外感者，必加柴胡。或以本经药轻解，必无发汗之理。故仲景云：发汗已，身灼热者，名曰风温。谓误用辛热之药，既辛散以劫其阴，复增热以助其阳，遂使热更炽，脉俱浮，有如此之危证也。以及误下、误火，严加戒谕者，舍黄芩汤别无治法也。

【注释】

[1] 弘：底本作"张"，文义不通，据《中医古籍珍本集成·温病卷·温热暑疫全书》本改。

[2]《尚论·温病》：喻嘉言所作《尚论篇》详论伤寒六经证治，《尚论后篇》推广春温、夏秋暑湿热病，以及温病证治方药。本处引用实为《尚论后篇》。

[3] 脉大属阳明：出自《伤寒论》第186条：伤寒三日，阳明脉大。邪入阳明，阳明阳气旺盛，奋起抗邪，故而脉大。

【提要】从伏邪发病的角度，论春温的病因、病机及治疗。

【精解】本节引《内经》《伤寒论》相关论述，提出春温为伏邪发病，冬季感受寒邪，邪气潜伏于内，郁而化热，至春季少阳生发之时发病。如单纯由内伏的邪气所引发的疾病，以里热证为主，宜选用黄芩汤治疗；如春季感受外邪，引动伏邪，相兼而发病，则除了里热证外，患者应兼有表证，宜在黄芩汤的基础上，加入柴胡以散少阳经之外邪。

本节讨论的核心问题是春温的病因与发病机制，作者通过驳议喻嘉言伏邪发病理论来阐明个人的学术观点。喻氏以《内经》"冬伤于寒，春必病温""冬不藏精，春必病温"两条为依据，提出三种病理类型。其一为"冬伤于寒"，邪藏肌肤，称之为"邪中三阳"；其二为"冬不藏精"，邪入阴藏，称之为"邪中三阴"；其三为"冬伤于寒"与"冬不藏精"同时出现，至春季同时发病。总体而言，"冬伤于寒"强调邪实，"冬不藏精"强调正虚。在周氏看来，喻嘉言观点中最大的问题是邪气的寒温属性，不论"冬伤于寒""冬不藏精"，虽然邪气潜伏的部位不同，但均为寒邪潜伏于内，因此治疗时是可以使用温药的，也就是下文"如伤寒三阴经可用辛热者"。但周氏则认为春温的邪气性质为"温"，因此应以黄芩汤清热作为基本治疗方法。遗憾的是，周氏驳议的过程较为混乱，其内容分散于大部分段落中，其间又引王叔和、李东垣等人的观点，或赞同或驳斥，反致杂乱。概括起来，周氏的论述是围绕寒邪化温展开的。寒邪之所以能在冬季侵入人体，是因为冬季也有"温气"（温热属性邪气）的存在，温邪开泄汗孔，使得寒气得以侵入人体，寒邪侵入人体后郁而化热，邪气的性质转变为"温"，即王叔和所说的："冬时伏寒，变为温病。"邪气转化为温性之后，再因患者"冬不藏精"，所以肾精不足，邪气进一步从肌肉深入少阴（肾）。此时又恰逢冬季属水，通于肾，所以在外部季节大环境的压制下，深入少阴的温邪并不足以引发疾病，只能潜伏下来，慢慢损耗阴精。至春季少阳之气升发，长期以来亏耗的阴精已经不能制约邪气，因而导致春季发生温病，这也就是周氏所谓的"强木长而水不足以供其资始""木旺水亏"。喻嘉言将"冬伤于寒"与"冬不藏精"分为三种类型，周氏则将两者结合，描述了在"冬伤于寒"的基础上，由于没有"藏精"，导致寒邪化热，入于少阴，冬季潜伏，至春发病的病理过程。

此外，本节还就四个相关问题作出探讨，第一是引李东垣"冬伤于寒者，冬行春令也"的论述，强调东垣所论为冬季感受温热之邪，感而即发的"冬温"，与"冬伤于寒"至春季才发病的"春温"在本质上是两种疾病。其本意是强调春温为伏邪发病的性质，同时也和冬温做出鉴别。

第二，在与门人讨论的第一部分中，提出邪气自内（少阴）而发，由于春季属少阳，因此发病时邪气必从少阳而出，但可以进一步引发太阳、阳明的问题。但这部分论述容易造成困惑，前文"无论兼太阳，或阳明，总无不由少阳"，紧接着又提出"然既从少阴矣，何仲景专云太阳病？盖太阳与少阴相表里也。"前文刚刚强调邪气从少阴，经由少阳而发病；后文紧接着就从太阳与少阳相表里来解释为什么仲景专门提到太阳，这里从少阴直出太阳，显然与前文必然经过少阳转枢有矛盾。其原因在于周氏以黄芩汤为春温主方，但《伤寒论》第172条："太阳与少阳合病，自下利者，与黄芩汤；若呕者，黄芩加半夏生姜汤主之。"黄芩汤的条文中出现了太阳的问题，需要解释清楚，否则理论难以圆融。仲景既然提出太阳与少阳合病，自然是两者同时发病，这时的太阳病用"邪气自少阴而发，经少阳转枢而入太阳"的理论解释不通。所以周氏提出太阳与少阴相表里，可以从少阴直接影响太阳，但又强调这里的太阳并非一般意义上的外感，而是少阴的伏邪引发太阳病，所以才会出现发热而不恶寒，周氏的解释是："故以发热为太阳也。曰不恶寒，明无表证也。则其热自内出，无外邪郁之也。"

第三，提出喻嘉言"发表三五次，而外证不除；攻里三五次，而里证不除。"论述的是瘟疫，而非春温，其病因提出"湿气、热气、尸气，邪入口、鼻。"

第四，通过与门人讨论，提出春温兼表证的问题，前面已经阐述，此不赘述。

可以看出，周氏试图将《内经》理论与《伤寒论》治法、处方相融合，完善伏邪引发春温的理、法、方、药体系。但仲景六经体系本为伤寒所设，强行用其解释温病，必然难以贯通，出现理论与实际不符的情况。如为了解释黄芩汤条文中"太阳"的问题，提出太阳与少阴相表里，又强调黄芩汤的"太阳"发热而不恶寒，是由少阴影响而发热，是里热，并非外感，但如进一步追问，如何解释太阳病提纲证中强调的"恶寒"？他所说的"不恶寒"还能称为太阳病吗？恐怕这些问题在理论上很难圆融。这些现象的本质，在于周氏的思想中，虽然极力想要阐述温病，也批评了前世医家的错误观点，但他自己始终没有真正彻底摆脱《伤寒论》的影响。可见在王安道"脱却伤寒，辨证温病"后的很长一段时间内，医家并未能完全接受他的观点，仍然在寒温之间摇摆。周氏虽然未能在脱却伤寒中迈出最后一步，但他的尝试与探索，也为其后温病学派走向成熟奠定了基础。

【医案举隅】

28岁妇女，忽然发热恶寒，头痛，下利腹痛，渴而欲饮，下腹胀略重，下利次数频频增加。与桂枝加芍药汤无效，下利愈甚，里急后重。与黄芩汤，立刻痊愈。

矢数道明. 临床应用汉方处方解说［M］. 北京：人民卫生出版社，1983：37.

温热病脉论

【原文】温病热病之脉，或见浮紧者，乃重感不正之暴寒。寒邪束于外，热邪结于内，故其脉外绷急而内洪盛也。或不识脉形，但见弦脉，便呼为紧，而妄治之。盖脉之盛而有力者，每每兼弦，岂可错认为紧，而误以为寒乎？夫温热病之脉，多在肌肉之分，而不甚浮，且右手反盛于左手者，诚由怫郁在内故也。其左手盛或浮者，必有重感于风寒。否则非温热病，自是非时暴寒耳。

温热病，亦有先见表证，而后见里证者，盖怫郁[1]自内达外，热郁腠理之时，若不用辛凉发散，则邪不得外泄，遂还里而成可攻之证，非如伤寒从表而始也。或有不悟此理，乃于春夏温热病，而求浮紧之脉，不亦疏乎？

【注释】［1］怫郁：郁结不舒之意。

【提要】论温热病见紧脉的原因及主病。

【精解】温热病的脉象以浮、滑、数多见，紧脉主寒，一般不应见于温热病中，因此如果温热病见浮紧脉，则应考虑在温热病的过程中，再次感受寒邪的可能。由于寒邪束表，所以脉象表现为外绷急，即紧脉；热邪内结，则见脉内洪盛，这是常规情况。

临床中还有一些医生脉诊水平不高，误将弦脉认为紧脉。实证脉盛大而有力，所以经常会兼有弦象，如果辨析不清，很容易误认为是紧脉。

温热病的脉象，脉位多在肌肉，不是特别浮。如果右手脉较左手脉更盛大，一般提示邪气在内；左手脉盛于右手则提示外感，这种脉法始见于《内经》，为历代医家所重。宋代陈言在《三因方》中根据左右手脉象之偏盛，辨别外因、内因或不内外因；李东垣在《内外伤辨惑论》中，亦以左右手脉象之偏盛，作为辨别外感与内伤的重要方法。李时珍《濒湖脉学》中提到："关前一分人之命，左为人迎，右为气口，神门决断，两在关后，故曰：人迎紧盛则伤于寒，气口紧盛则伤于食，此人迎、气口外感为内伤、外感之变。"

温热病也有见到表证的可能，但其发生的机制，是邪气从内而外，达到肌表，此时需要用辛凉透散之品，使邪气能够透散于外；否则可能使邪气不能外散，反还于里，出现热结于肠道的情况，需要通过攻下的方法治疗。这种情况与伤寒之邪从表而入的情况不同，需要加以区别。

周氏强调温热之邪发于内，外达肌表，而出现表证。这一观点是延续前节春温伏邪而来。事实上，现代表证的概念并不仅限于伤寒，四时外感温病，多有初起即见表证者，如上焦风温初起之银翘散证，见发热、汗出、微恶寒，亦称为风热袭表或风温在表。这种表证的概念是指卫表，相对于气分里证而言，并非伤寒所论的皮毛之表。

【医案举隅】

患者，女，57岁。1983年2月1日初诊。

［病史］发热5天，微恶寒，无汗，头晕，身疼，咳嗽有痰，痰黏色白，

咽红咽痛。

［诊断］风热之邪，初袭肺卫。

［治法］辛凉清解，以护阴津。

［方药］银翘散加减：银花10克，连翘10克，牛蒡子10克，荆芥10克，豆豉10克，冬瓜子15克，桑叶6克，桑枝10克，桔梗6克，甘草3克，薄荷（后下）5克，芦根20克。

二诊：服上药4剂后，微微汗出，热退脉静，但咳嗽未已，痰白，左胁隐痛。舌黯，苔薄白，脉象细滑。

［诊断］此为外受风温郁遏，内因肝胆阳升莫制，此皆肺失清肃。

［治法］宣肺止嗽，疏肝理气止痛。

「方药」银花10克，桔梗5克，桑叶6克，菊花10克，杏仁10克，川贝母3克，前胡10克，苏子6克，广郁金10克，赤芍6克，柴胡6克。

又服上药6剂，诸症悉平。

陶御风等著. 皕一选方治验实录 下［M］. 北京：人民卫生出版社，2010：1429.

温病方五道

【原文】黄芩汤　黄芩加半夏生姜汤　甘草汤　桔梗汤　黄连阿胶汤（方俱见前）

【提要】汇总本卷正文出现的治疗温病诸方。

附　集方二十九道

【原文】

小承气汤

大黄（四两，去皮）　浓朴（二两，炙）　枳实（三枚，炙）

上三味，以水四升，煮取一升二合，去滓，分温二服。

大承气汤

大黄（四两，去皮，酒洗）　芒硝（三两）　浓朴（八两，炙）　枳实（五枚，炙）

上四味，以水一斗，先煮枳、朴，取五升，去滓；内大黄，煮取二升，去滓；内芒硝，更上微火一二沸，温再服。

调胃承气汤

大黄（四两，清酒洗）　甘草（二两，炙）　芒硝（半升）

上三味，㕮咀，以水三升，煮取一升，去滓；内芒硝，更上微火煮令沸，少少温服之。

大柴胡汤

柴胡（八两）　黄芩（三两）　半夏（半升，洗）　芍药（三两）　枳实（四枚，炙）　生姜（五两，切）　大枣（十二枚，擘）　大黄（二两，去皮，酒洗）

上八味，以水一斗二升，煮取六升，去滓再煎，温服一升，日三服。

双解散

麻黄（去节）　防风　当归　川芎　薄荷　芍药　连翘　大黄（酒洗）　芒硝（各半两）　石膏（碎）　黄芩（酒洗）　桔梗（各一两）　荆芥　山栀　白术（姜汁拌，生用）　甘草（各二两，炙）　滑石（三两）

上为散，每服三钱，加生姜三片，水煎，去滓，温服。

小柴胡汤

柴胡（八两）　黄芩（三两）　人参（三两）　半夏（八两，洗）　甘草（三两，炙）　生姜（三两，切）　大枣（十二枚，擘）

上七味，以水一斗二升，煮取六升，去滓，再煎取三升，温服一升，日三服。

栀子豉汤

栀子（十四枚，擘，生用）　香豉（四合，绵裹）

上二味，以水四升，先煮栀子得二升半，内豉，煮取一升半。去滓，分二服，温进一服。

益元散

桂林滑石（六两）　生甘草（一两）

上为末，每服三钱，温水或新汲水调服。取汗，加香豉、薄荷；安神加朱砂；止泄加炮姜；消斑加青黛。

凉膈散

连翘　栀子　薄荷　黄芩　大黄（各五钱，酒洗）　芒硝（二钱半）　甘草（一两半，炙）

上为末，每服五钱，水一碗半，煎一碗，去滓。入白蜜一匙，微煎温服。一方无薄荷，加芍药、大枣、葱白。

葛根葱白汤

葛根　芍药　知母（各一钱半）　川芎（二钱）　生姜（二片）　葱白（五寸连须）

上六味，水煎温服。本方去知母，加甘草、大枣，名增损葛根葱白汤，治感冒风寒头痛。

三黄石膏汤

黄连（酒洗） 黄芩（酒洗） 黄柏（各二钱，酒洗） 石膏（五钱，碎） 麻黄（一钱，去节，泡） 栀子（二十枚，碎） 香豉（一合） 生姜（二片） 葱白（三茎）

上用地浆水澄清，煎服。半日许不得汗解，再服。

如脉数便闭，上气喘急，舌卷囊缩者，去麻黄、香豉，加大黄、芒硝。槌法，加细茶一撮。

葶苈苦酒汤

葶苈（三钱，研捣取汁） 苦酒（三合，即米醋） 生艾汁（一合，如无，干艾浸捣）

上水煎作三服，探吐取汗。

黄连解毒汤

黄连（酒洗） 黄芩（酒洗） 黄柏（酒洗） 栀子（各一钱半）

上四味，水煎，温服无时。

葳蕤汤 治风温

葳蕤（一钱五分） 石膏（二钱，碎） 白薇 麻黄（去节，泡） 川芎 葛根 羌活 甘草（炙） 杏仁（去皮、尖） 青木香（各一钱）

上十味，水煎，日三服。

麻黄升麻汤 治误汗风温须去二麻、姜、术

麻黄（二两半，去节） 升麻（一两一分） 当归（一两一分） 知母 黄芩 葳蕤（各十八铢） 天门冬（去心） 芍药 干姜 白术 茯苓 甘草（炙） 桂枝 石膏（各六铢，碎绵裹）

上十四味，以水一斗，先煮麻黄一二沸，去上沫，内诸药，煮取三升，去滓，分温三服，相去如炊三斗米，顷，令尽，汗出愈。

栝楼根汤 治风温无大热而渴

栝楼根（一钱） 石膏（三钱，碎） 葛根（一钱五分） 防风 人参 甘草（各五分，炙）

上六味，水煎，温服无时。

阳旦汤 治冬温

桂枝（三钱） 芍药（酒焙） 甘草（各二钱，炙） 黄芩（二钱，酒炒） 生姜（三片） 大枣（三枚，擘）

上六味，水煎，温服无时。头痛、咳嗽、咽痛、下痢加桔梗、茯苓。寒食停滞，加厚朴。发热、畏寒加麻黄、石膏。

升麻葛根汤

升麻　葛根　芍药（酒洗）　甘草（各一钱半，炙）

上四味，水煎，温服无时。

犀角黑参汤

犀角（镑）　黑参（各二钱）　升麻　射干　黄芩　人参（各一钱）　甘草（八分）

上七味，水煎，温服无时。

小柴胡去参、半加栝楼汤 即前小柴胡汤去人参、半夏，加栝楼根四两

黄芩加生姜汤 即前黄芩汤加生姜一两半

白虎加人参汤 方见后热病。以上三方治温疟

白虎合黄连解毒汤 即前黄连解毒汤合后白虎汤

犀角大青汤

犀角（二钱，镑）　大青（一钱五分）　黑参　升麻　黄连　黄芩　黄柏　栀子（各一钱）　甘草（八分）

上水煎，热服无时。如脉虚，热甚，本方去芩、柏、升麻，加人参、生地、柴胡，名消斑青黛饮。

黄连解毒合犀角地黄汤

黄连（酒洗）　黄芩（酒洗）　黄柏（酒洗）　栀子（各一钱半）　犀角（磨水更佳，镑屑亦可）　生地黄（酒浸，捣）　牡丹皮　芍药（各二钱）

上先以七味，水煎去滓，入地黄再煎数沸，滤清，加藕节汁、侧柏汁，并磨好墨少许，搅令黑，服之。

调中饮

苍术（二钱，泔水浸，麻油炒）　白术（生）　浓朴（姜汁炒）　陈皮　甘草（炙）　枳实（炒）　神曲（炒）　黄连（各一钱，姜汁炒）　山楂（二钱，姜汁炒）　草果（八分）　炮姜（五分）

上水煎，去滓，磨木香汁少许调服。如腹痛，加桃仁；痛甚、便秘加大黄；口干加省头草。

理中去术加附子藿香升麻橘皮汤

人参　甘草（炙）　干姜　附子（炮）　藿香　升麻　陈皮（等份）

上水煎，温服无时。

补中益气汤

人参　白术（炒）　黄芪（炙）　甘草（各一钱半，炙）　当归（一钱）　陈皮（五分）　升麻　柴胡（各三分）

上八味，加姜、枣，水煎温服。

通脉四逆汤

甘草（二两，炙）　干姜（三两）　附子（一枚，生用，去皮，切八片）

上三味，以水三升，煮取一升二合，去滓，分温再服。其脉即出者愈。面色赤者加葱九茎；腹中痛者，去葱加芍药二两；呕者，加生姜二两；咽痛者，去芍药加桔梗一两；利止脉不出者，去桔梗，加人参二两。

【提要】汇总本卷附篇所列方二十九首。

【精解】温病卷正文后列附篇，包括春温集补证治并方、风温、冬温、温疟、温毒发斑五篇，每篇中有论有方，但由于是附篇，故仅存方名。此处将各方的组成及用法详列，以补前文不足，可前后相互参看。

【医案举隅】

马云衢医案：马某，中年人。中秋节前，午餐后因食果饵而引起腹痛，发自两胁，下趋少腹，自申至戌，疼痛如掣，辗转呻吟，举凡内服外敷之药均不应，乃着其兄到舍就诊。见其面色青黄，额上微汗，言而微，呻声已转弱，当由于疼痛过甚所致。手足冰冷，舌白无苔，脉沉微，意其外肾必收缩，探之果然。以三阴经脉相交于腹胁，阳气衰微，阴寒凝聚，厥阴为风木之脏，其势向下，阴筋受凝寒惨慄之殃，此为脏结之危候。仲师谓："病胁下素有痞，连在脐旁，痛引少腹入阴筋者，此名脏结，死。"其阳虚当非一日，舌白已露一斑，果饵之食，特诱因耳。除着其炒老姜、葱头热熨外，即与通脉四逆汤，炮天雄30克，干姜21克，炙草9克。嘱其连服2贴。归后拈书复对，《金匮》谓"入腑则生，入脏则死。"入腑入脏为气机转变使然，因无定律，系念不已。越晨，闻敲门之声甚厉，着妇出应，知复邀诊，当下心戚戚，意其病必入脏而成定居，操刀之咎，恐难窒谗人之口。急问其病情何苦？对以能睡，病况好转，遂听之下如释重负。复往诊之，已能起行，只有余痛未泯耳！与真武加龙、牡之轻剂而愈。

陈明. 伤寒名医验案精选［M］. 北京：学苑出版社，1998：414.

按语：《伤寒论》书中，虽有脏结的脉证记载，但未出具体方治。本案用通脉四逆汤，并以天雄易附子治愈，可补仲景之未备，特录出，以供临床参考。

热病方论

卷二

【原文】伤寒脉浮滑，此表有热，里有寒，白虎汤主之。

方注：浮者，风也。言不独伤于寒也。滑为里热，以滑且浮，知热不独在里也。故指言此表有热，盖表里俱热之谓也。里有寒者，里字非对表而称，以热之里言。盖伤寒之热，本寒因也，故谓里有寒，指热之所以然者言也。夫表里皆热，欲两偕而解之，诚哉极其难也。譬如夏秋两届之间，燥热酷甚，非金风之荐凉，则毒暑不解也。

又注：世本作表有热，里有寒，必系传写之误。夫白虎本为治热病暑病之药，其性大寒，安得里有寒者可服之理？详本文脉浮滑，不但无紧，且复多滑，乃阳气盛而郁蒸，此里有热也。里热甚，必格寒于外，多厥逆身凉，而为亢害之证，此表有寒也。厥阴篇中脉滑而厥者，里有热也，白虎汤主之。则知此表里二字，为错误可知，当为上下更易。

周注：热病皆伤寒伏邪也，至发则但热矣，乃仲景仍以伤寒揭之者，所谓乐乐其所自生，礼不忘其本也。

白虎汤

知母（六两）　石膏（一斤，碎）　甘草（二两）　粳米（六合）

上四味，以水一斗，煮米熟汤成，去滓，温服一升，日三服。

方注：白虎者，西方之金神，司秋之阴兽，虎啸谷风冷，凉生酷暑消，神于解热，莫如白虎。知母、石膏，辛甘而寒。辛者金之味，寒者金之性，辛甘且寒，得白虎之体焉。甘草、粳米，甘平而温，甘取其缓，温取其和，缓而且和，得伏虎之用焉。饮四物之成汤，来白虎之嗥啸。阳气者，以天地之疾风名也。风行而虎啸者，同气相求也。虎啸而风生者，同声相应也。风生而热解者，物理必至也。抑尝以此合大小青龙、真武而论之。四物者，四方之通神也，而以命名。盖谓化裁四时，神妙万世，名义两符，实自然而然者也。方而若此，可谓至矣。然不明言其神，而神卒莫之掩者，君子盛德，此其道之所以大也。

【提要】出自《伤寒论》第176条，论阳明表里俱热的证治。

【精解】本条争议较多，核心问题在于对"里有寒"的理解，据宋代林亿等人的校按的观点，本条应为"表里俱热"，目前多遵此说。方注从病因角度阐释，认为虽然证候表现为表里俱热，但起因是伤寒。周注则从伏邪发病的角度阐述，遵"冬伤于寒，春必病温"之说，将本条引为温病。不论这种学术争议的是非，临证使用白虎汤时，不用拘泥因寒因热，但以表里俱热之证为据。从临床来看，本条要点却在"脉浮滑"，现行《方剂学》等中医学教材中，均将白虎汤证概括为"四大"证，其中脉象表现为"脉洪大"。《伤寒论》白虎汤诸条则以"脉滑"为主，"脉洪"则属白虎加人参汤证。《温病条辨》则以"脉洪"为白虎汤证，"脉芤"为白虎加人参汤证。需要读者仔细体会。

【原文】三阳合病，腹满身重，难以转侧[1]，口不仁[2]而面垢[3]，谵语[4]遗溺[5]。发汗则谵语，下之则额上生汗，手足逆冷。若自汗出者，白虎汤主之。

周注：此因中暍，而引动伏邪齐出，三阳为病极重。腹满者，热本病也。身重难以转侧者，湿本病也。若口不仁而面垢，谵语遗溺，则是暍本病矣。惟热相兼，其热势尤剧，此时倘复汗之，则津液外亡，而谵语转甚。若下之，则阴气下竭，而阳气上脱。故额上汗而手足逆冷矣。故必仍自汗者，主以白虎。设误汗下而证如上者，加人参为无疑也。

【注释】

[1] 转侧：翻动身子。

[2] 口不仁：口舌麻痹，味觉减退。

[3] 面垢：指脸色灰暗，如蒙尘土污垢，洗之不去的表现。

[4] 谵语：神志不清、胡言乱语。

[5] 遗溺：遗尿。

【提要】出自《伤寒论》第219条，论三阳合病，邪热偏重于阳明的证治及禁忌。

【精解】周注以此条为中暍，属《温病条辨》暑温讨论的范畴，虽然夹湿，但以热为主，故仍主以白虎汤。由于热邪弥漫，太阳经气不利，所以出现身重、难以转侧等症，类似太阳表证，因此可能使医家误用发汗的方法，但由于此非表寒，误用辛温发汗，助热伤津，会导致谵语加重《金匮玉函经》："发汗则谵语甚"，更为贴切。同时由于腹满，容易让医家误认为是阳明腑证，误用下法，大伤阳气，出现虚阳上越，见额上生汗，手足逆冷。

口不仁、面垢、遗尿三症颇具临床价值，此三症更多出现在内伤杂病当中，多为复杂疾病的伴随症状。临床看到口不仁时多从脾胃系统考虑，受到现代医学熏陶者，多会考虑神经系统疾病；遗尿则重点考虑肾系统或泌尿系统，或补肾或利尿。其实则因热邪过盛所致，阳明之热上熏则口不仁，太阳之热下迫则遗尿，治疗选用白虎汤清热即可。"面垢""自汗"二症则是判断阳明热盛的重要依据。本条为我们在治疗临床类似疾病时提供了更为广阔的思路，应予以重视。

【原文】伤寒脉滑而厥者，里有热也，白虎汤主之。

周注：滑为邪实，何反至厥？即热深厥深之义，故特申之曰里有热也，里热安得不用白虎汤乎？

【提要】出自《伤寒论》第350条，论热厥的脉象与治法。

【精解】本条讨论热盛至厥，其要点在脉滑。阳虚寒盛所致之厥，多脉微细弱或沉迟等，脉滑提示热证，此即《伤寒论》第335条所说的"厥者必发热，前热者后必厥，厥深者热亦深，厥微者热亦微。"

【医案举隅】

白虎汤是临床常用方，现代研究显示本方具有抗病原微生物、退热、调节水和电解质的代谢平衡、抑制免疫性炎症的作用，可用于治疗大叶性肺炎、流行性出血热、流行性乙型脑炎、牙龈炎等疾病。

（一）高热不退

患者，女，3岁。

［病史］出麻疹后，高热不退，周身出汗，一身未了，又出一身，随拭随出。患儿口渴唇焦，饮水不辍。视其舌苔薄黄，切其脉滑数流利。

［诊断］辨为阳明气分热盛充斥内外。

［治法］急当清热生津，以防动风痉厥之变。

［方药］生石膏30克，知母6克，炙甘草6克，粳米一大撮。

服1剂即热退身凉，汗止而愈。

刘渡舟著；陈明等编著. 刘渡舟临证验案精选［M］. 北京：学苑出版社，1996：5.

按语：本案为《伤寒论》的白虎汤证。该方为阳明之热弥漫全身，充斥内外的"表里俱热"而设，临床以大热、大汗、大渴、脉洪大为辨证要点。患儿疹出之后，续发阳明病的"四大"证候，说明邪热弥漫表里，尚未敛结成实，未见大便燥结而用白虎汤大清阳明气分之邪热，故能热退身凉，汗收而病愈。

（二）三阳合病

有市人李九妻，患腹痛，身体重，不能转侧，小便遗失。或作中湿治。予曰：非是也，三阳合病证。仲景云：见阳明篇第十证。三阳合病，腹满身重，难转侧，口不仁、面垢、谵语、遗尿。不可汗，汗则谵语，下则额上汗出，手足逆冷，乃三投白虎汤而愈。

梁东辉.《伤寒九十论》校注与白话解［M］. 郑州：河南科学技术出版社，2020：116-117.

按语：三阳合病，治从阳明，惟宜清散，以顺接内外。汗、下之均非本证所宜，临证谨记。伏邪引动，气阻阳明，则腹痛；身体重，不能转侧，湿本病也。

（三）热厥

患者，男，48岁。

［病史］初秋患外感，发热不止，体温高达39.8℃，到本村医务室注射"氨基比林"等退烧剂，旋退旋升。四五日后，发热增至40℃，大渴引饮，时有汗出，而手足却反厥冷。舌绛苔黄，脉滑而大。

［诊断］此乃阳明热盛于内，格阴于外，阴阳不相顺接的"热厥"之证。

［治法］辛寒清热，生津止渴，以使阴阳之气互相顺接而不发生格拒。

［方药］急疏白虎汤：生石膏30克，知母9克，炙甘草6克，粳米一大撮。仅服2剂，即热退厥回而病愈。

刘渡舟著；陈明等编著. 刘渡舟临证验案精选［M］. 北京：学苑出版社，1996：5-6.

按语：厥阴病，有正邪交争、阴阳消长的特点。如果阳热内盛而格阴于外，以致阴阳之气不相顺接，就会形成虽发热却手足厥冷的"热厥"证。且阳热愈盛，阴阳格拒之势越重，手足厥冷也就愈深。张仲景所谓："热深者，厥亦深；热微者，厥亦微。"热厥的辨证特点是发热在前，手足厥冷在后。本案厥冷、发热、口渴、脉滑大，为阳热郁遏于气分，阳气不能外达。正如《伤寒论》所说："伤寒脉滑而厥者，里有热，白虎汤主之。"白虎汤大辛大寒，善于清解气分之热，无论伤寒还是温病，凡邪热不解、口渴、脉洪大，或阳热内盛格阴于外，手足厥冷等症，皆可使用。值得提醒人们注意的是，方中的主药石膏应因证、因时而增损。临床辨证凡属大热弥漫全身，阳明经腑皆热，汗出、口渴者均可放胆使用。对于"伤寒脉浮，发热无汗，其表不解"者，则不可应用。否则，易使外邪冰伏不解，变生诸端，则祸不旋踵。

【原文】伤寒脉浮，发热无汗，其表不解者，不可与白虎汤。渴欲饮水，无表证者，白虎加人参汤主之。

周注：发热汗出，热本病也。今脉浮无汗，必因邪风袭表矣。岂可竟与白虎汤乎！故必以辛凉先撤其邪，然后治热，始为无碍。假使表邪解而烦渴转甚者，明系因邪以更耗津液，白虎汤固非解表之剂，又岂有助正之功！加人参者，益其元也，元稍益而热易清矣。

【提要】出自《伤寒论》第170条，论白虎汤禁忌及阳明热盛伤津证治。

【精解】脉浮、发热、恶寒为太阳伤寒证，宜发汗解表，误用白虎汤则寒热相悖，表里不分，使表邪冰伏，反生变证，故有"无汗不得用白虎"的警示。渴欲饮水提示里热伤津，同时没有表证，使用白虎加人参汤甘寒清热，益气生津。

【原文】伤寒无大热，口燥渴，心烦，背微恶寒者，白虎加人参汤主之。

周注：燥渴且烦，为热证本病。而曰无大热者，以独背微恶寒也。背为太阳经位，正气大虚，故微恶寒，安得不用补正之药于本汤中乎？

【提要】出自《伤寒论》第169条，论阳明热盛，气津两伤证治。

【精解】本条中"无大热"的注释存在一定差异，《医宗金鉴》认为"伤寒身无大热，知热渐去表入里也。"即邪热入里，表无大热之意。周注则以"背微恶寒"作为无大热的注脚，出现恶寒就不会有大热。《郝万山伤寒论讲稿》则认为"里热盛，迫津外泄，汗出极多，使外表之热得以疏散，扪之肌肤，反觉无大热。"这种解释较为符合临床实际。

口烦渴、心烦同为里热证，容易理解。背微恶寒则由于里热迫津外泄，大汗气津两伤，不胜风袭。另一方面，该证也提示患者开始出现正气损伤，已非单纯的里实热证，因而在用白虎汤清热的基础上，加人参益气生津。还需注意与水饮凌心证鉴别，《金匮要略》："夫心下有留饮，其人背寒冷如手大。"背寒冷如手大及背微恶寒在临床问诊时，患者都可能描述为后背怕冷，但两者病机截然不同，需要注意。

【原文】阳明病脉浮而紧，咽燥口苦，腹满而喘，发热汗出，不恶寒反恶热，身重。若发汗则躁，心愦愦[1]，反谵语。若加烧针[2]，必怵惕[3]烦躁，不得眠。若下之，则胃中空虚，客气动膈，心中懊憹[4]，舌上苔滑者，栀子豉汤主之。（方见前）若渴欲饮水，口干舌燥者，白虎加人参汤主之。若脉浮发热，渴欲饮水，小便不利者，猪苓汤主之。

周注：浮紧，伤寒脉也。何以为热病？以其发于夏，反恶热不恶寒也。又何以独言阳明？以夏时湿热上蒸，邪从胃发，且腹满而喘，种种皆阳明证也。然咽燥非少阴证耶？不知阳明为从出之途，少阴其伏脏之地也。夫既阳明热病，曷又为脉反浮紧？正以夏时肌腠本开，人本多汗，邪风袭入，致腠理反闭而无汗。故夏之风脉，每反显冬之寒脉也。今云汗出而脉亦浮紧者，正因浮甚有力，热邪盛而致也。若不知者，以辛热汗之，耗其津液，必至躁妄昏昧。火劫温针，燥其阴血，必至惊扰无寐，下之必亡其阴，必至胃虚邪陷，心中懊憹。此皆误治，将何以救之乎？观舌上苔滑者，则外邪尚在。以栀子解热，香豉去邪，是为合法。若渴饮水浆，口干舌燥，知其外邪亦入，总以白虎汤为治，加人参者，以误治而津液大伤也。设使紧脉去而浮在，发热饮水，小便不利，则其浮为虚，而热已入膀胱矣。入膀胱者，曷不饮以四苓，而主以猪苓耶？伤寒之小便不利，结于气分，热病之小便不利，由于血分者也。因邪郁既深，耗液日久，故必以阿胶补虚，滑石祛热，而无取于白术也。

白虎加人参汤

知母（六两）　石膏（一斤，碎）　甘草（二两）　粳米（六合）　人参（三两）

上五味，以水一斗，煮米熟汤成，去滓，温服一升，日三服。

周注：口至干，舌至燥，无津液极矣。能生津液而神速者，莫若人参，故加之。

猪苓汤

猪苓（一两，去皮）　茯苓（一两）　阿胶（一两）　滑石（一两，碎）　泽泻（一两）

上五味，以水四升，先煮四味，取二升去滓，内下阿胶烊消尽，温服七合，日三服。

周注：热甚膀胱，非水能解，何者？水有止渴之功，而无祛热之力也。故用猪苓之淡渗，与泽泻之咸寒，与五苓不异。而此易白术以阿胶者，彼属气，此益血也。易桂以滑石者，彼有表而此为消热也。然则所蓄之水去，则热消矣；润液之味投，则渴除矣。

【注释】

［1］心愦愦：病症名，指心中烦扰不安，神识昏乱之症。因热盛伤津，热扰心神所致。

［2］烧针：针刺与艾灸相结合的治法，即温针，出自《伤寒论》。

［3］怵惕（chù tì，触替）：恐惧警惕。

［4］心中懊侬：指心胸烦热，闷乱不宁之状。

【提要】出自《伤寒论》第221~223条，论阳明热证误治后诸证。

【精解】《伤寒论》第221条讨论阳明热证误治后余热留扰胸膈证，因患者有脉浮而紧的表现，医家误以为表寒证，用发汗、烧针的方法，最终热扰心神，出现谵语、怵惕、烦躁不得眠等症。又因见腹满症，以为阳明腑实证，误用苦寒攻下，损伤正气，胃中空虚，虚热内扰胸膈，出现心中懊侬。总之，都属于热证误用汗、下，损伤正气，导致虚热内扰胸膈，以烦躁、懊侬、失眠、谵语等神志证候为主要表现，故用栀子豉汤，治疗此类虚烦。第222条则是误治之后，耗气伤津，出现气津两伤之口渴欲饮症，用白虎加人参汤清热益气生津。第223条在口渴的基础上，同时出现小便不利，因此不单纯是胃热津伤，同时兼有膀胱水热互结，因此需要用猪苓汤，养阴而利小便。

三条联系起来看，仲景提出了误治后的5种可能出现的证候，表现为单纯热郁胸膈者，用栀子豉汤清宣郁热；胃热津伤者，用白虎加人参汤清热生津；阴虚水热互结者，用猪苓汤滋阴利水，柯韵伯将此概括为"阳明起手三法"。周氏论热病以白虎汤为主线，此处三条合一，其意是将此作为阳明变证的总纲，为下文猪苓、白虎诸方奠定基础。

【医案举隅】

一、白虎加人参汤

白虎加人参汤是临床常用方，现代研究显示本方具有解热、降低血糖、增强免疫、保护心肌、抗炎抑敏作用。该方在内科、肿瘤科、妇科、皮肤科等疾病的治疗方面取得了较好疗效，可用于肿瘤和不同病因所致的发热、糖尿病及其并发症、多种皮肤炎性疾病等。

（一）发热

从军王武经病，始呕吐，俄为医者下之，已八九日，而内外发热。予诊之曰：当行白虎加人参汤。或云：既吐复下，是里虚矣，白虎可行乎？予曰：仲景云见太阳篇二十八证，若下后，七八日不解，热结在里，表里俱热者，白虎加人参汤，证相当也。盖吐者，为其热在胃脘，而脉致令虚大，三投而愈。

梁东辉.《伤寒九十论》校注与白话解［M］. 郑州：河南科学技术出版社，2020：118.

按语： 论曰：仲景称伤寒若吐下后七八日不解，热结在里，表里俱热者，人参白虎汤主之。又云：伤寒脉浮无汗，发热不解，不可与白虎汤。又云：脉滑，为表有热，里有寒，白虎汤主之。国朝林亿校正谓：仲景此法必表里字差矣。是大不然，大抵白虎能除伤寒中暍，表里发热，故前后证或云表里俱热，或云表热里寒，皆可服之，宜也。中一证称表不解不可服者，以其宜汗，发热，此全是伤寒麻黄与葛根汤证，安可行白虎？林但见所称表里不同，便谓之差，是亦不思不精之过也。

（二）消渴（糖尿病）

患者，男，55 岁。1981 年 3 月 11 日初诊。

［病史］口渴多饮，神疲消瘦，全身无力，已五六个月，某医院诊断为"糖尿病"，服中西药不效，前来就诊。化验尿糖（+++），空腹血糖 13.44mmol/L。舌苔黄白厚，脉洪滑而有力。

［诊断］消渴，乃阳明热盛，气阴两伤。

［治法］清热益气生津。

［方药］石膏 60 克，知母 18 克，甘草 12 克，粳米 18 克，麦冬 30 克，沙参 30 克，葛根 18 克，花粉 30 克，党参 9 克。6 剂。

二诊： 口干与全身无力好转，尿糖（-），脉洪，前方继服 12 剂。

三诊： 口渴大减，饮水基本正常，全身较前有力。苔薄，脉洪。尿糖（-），空腹血糖 7.84mmol/L，前方继服 60 剂。

四诊： 症状消失，苔薄白，脉滑。尿糖（-），空腹血糖 4.48mmol/L。

刘景祺编著. 经方验［M］. 呼和浩特：内蒙古人民出版社，1987：68.

按语： 三多一少病消渴，肺燥胃热肾精脱。本案所见，以胃热为主，兼有津伤气耗，故以白虎加参汤清热益气生津。《景岳全书》指出："凡治消之法，最当先辨虚实。若察其脉症，果为实火，致耗津液者，但去其火，则津液自生而消渴自止。"据报道，本方用治消渴病热象明显者，有良效。

（三）痿证

患者，男，71 岁。1979 年 7 月 23 日就诊。

［病史］全身无力已半年，两腿无力较甚，但关节不肿不痛，走路不过一里则劳累不堪，口渴喜冷饮，纳呆。脉洪滑。

［诊断］辨为阳明热盛，气津两伤。

［方药］石膏 18 克，知母 18 克，甘草 12 克，花粉 18 克，党参 9 克，粳

米 18 克。

服 21 剂，纳增，口渴止。现能步行三里而不倦，起坐自如。

刘景祺编著. 经方验 [M] 呼和浩特：内蒙古人民出版社，1987：68-69.

按语： 下肢痿软而见口渴喜冷饮，脉洪滑，乃病在阳明燥热内盛。《素问·痿论篇》指出："阳明者，五脏六腑之海，主润宗筋，宗筋主束骨而利机关也。"故阳明热盛，伤津耗气，使四肢筋脉失养而致肢体痿软，不能行走。用白虎加人参汤加党参、花粉以清阳明燥热，兼以益气生津，此《素问·痿论篇》所谓"治痿独取阳明"之又一法也。

二、猪苓汤

猪苓汤是临床常用方，现代研究显示本方具有抑制病原微生物、利尿、调节免疫功能、调节心血管功能的作用。该方在泌尿系感染、肾炎之小便不利兼阴虚有热者等疾病的治疗方面取得了较好疗效，可用于治疗泌尿系感染、流行性出血热、产后癃闭等辨证为水热互结证者。

（一）热淋（慢性肾盂肾炎）

患者，女。

[病史]患慢性肾盂肾炎，因体质较弱，抗病功能减退，长期反复发作，经久治不愈。发作时有高热、头痛、腰酸、腰痛、食欲不振、尿意窘迫、排尿少，有不快与疼痛感。尿检查：混有脓球，上皮细胞，红、白细胞等。尿培养：有大肠埃希菌。

[诊断]淋病。此为湿热侵及下焦。

[治法]清利下焦湿热。

[方药]选张仲景《伤寒论》猪苓汤：猪苓 12 克，茯苓 12 克，滑石 12 克，泽泻 18 克，阿胶（烊化兑服）9 克。水煎服。

6 剂后，诸症即消失。

陈明主编. 伤寒名医验案精选 [M]. 北京：学苑出版社，1998：280-281.

按语： 本案患者"体质较弱"，恐肾虚于先，"久治不愈"，乃邪恋于内。综观诸症，而为肾阴虚膀胱湿热也，阴虚加湿热，胶柱鼓瑟，故"长期反复发作"，惟与猪苓汤滋清利湿热，两不相误，果 6 剂获愈。

（二）水肿（慢性肾炎）

患者，男，14 岁，学生。从北京来广州探亲。1973 年 7 月 15 日初诊。

[病史]自诉患慢性肾炎，眼睑及面部微肿，胫跗俱肿，腰酸体疲，下午两颧潮红，小便短少。舌微红，脉细数。尿常规：尿蛋白（++），红细胞

（＋），白细胞（＋）。

［方药］猪苓12克，茯苓12克，泽泻12克，滑石24克，阿胶（烊化）12克。清水煎服。

服上方9剂，症状好转。尿常规未见异常。停药7天后，病又复发，尿蛋白（＋），再服猪苓汤6剂，痊愈。随访2年，未有复发。

陈明主编．伤寒名医验案精选［M］．北京：学苑出版社，1998：282．

按语： 水肿兼见腰酸体疲，两颧潮红，舌红，脉细数者，乃阴虚水肿无疑。为肾阴不足，肾气不充，水气因而不行，故以猪苓汤滋阴而利水，扶正祛邪也。猪苓汤中猪苓、茯苓、泽泻利水，阿胶滋阴，滑石清热。

三、栀子豉汤

栀子豉汤是临床常用方，现代研究显示本方具有镇静、保护神经、免疫调节、抗菌抗炎、利胆、降压、降脂、促进胰腺分泌、抗血栓、防骨质疏松、抗癌抗突变的作用，可用于治疗神经系统疾病如神经官能症、癔病、感染性精神病、精神分裂症、癫痫等；循环系统疾病如病毒性心肌炎、心包炎等；消化道系统疾病如食道炎、慢性胃炎等；妇科疾病如子宫功能性出血等；外感病如流感、中暑、副伤寒、流脑等；呼吸系统疾病如上呼吸道感染、慢性支气管炎、肺炎等；其他疾病如齿衄、鼻衄、小儿夜啼、药物反应、心烦、食复、伏热等。

（一）心烦

患者，男，24岁。

［病史］患伤寒，恶寒，发热，头痛，无汗，予麻黄汤一剂，不增减药味，服后汗出即瘥。历大半日许，患者即感心烦，渐渐增剧，自言心中似有万虑纠缠，意难摒弃，有时闷乱不堪，神若无主，辗转床褥，不得安眠。其妻仓惶，恐生恶变，乃复迎余，同往诊视。见其神情急躁，面容怫郁。脉微浮带数，两寸尤显，舌尖红，苔白。身无寒热，以手按其胸腹，柔软而无所苦，询其病情，曰心乱如麻，言难表述。余曰无妨，此余热扰乱心神之候。

［方药］乃书栀子豉汤一剂：栀子9克，淡豆豉9克。先煎栀子，后纳豆豉。

1服烦稍安，再服病若失。

陈明主编．伤寒名医验案精选［M］．北京：学苑出版社，1998：78．

按语： 伤寒发汗后出现心烦，可有两种情况，一种是表邪仍不解，表证仍在，可改用桂枝汤调和营卫之法，如《伤寒论》第57条："伤寒发汗，已解，半日许复烦，脉浮数者，可更发汗，宜桂枝汤"；另一种是汗后邪去，表证已解，但有余热留扰胸膈，则用栀子豉汤以清热除烦。本案汗后心烦，而身无寒热，舌尖发红，为邪气入里化热之象，属于后一种，故用栀子豉汤取效。

（二）胃痛烦呕

患者。

[病史] 胃脘疼痛，医治之，痛不减，反增大便秘结，胸中满闷不舒，懊恼烦欲呕，辗转难卧，食少神疲，历七八日。适我下乡防疫初返，过其门，遂邀诊视。按其脉沉弦而滑，验其舌黄腻而浊，检其方多桂附、香砂之属。此本系宿食为用，初只须消导之品，或可获愈，今迁延多日，酿成"夹食致虚"，补之固不可，下之亦不宜。

[方药] 乃针对"心中懊恼""欲呕"二症，投以栀子生姜豉汤：栀子9克，生姜9克，香豉15克。分温作2服，若1服吐，便止后服。

病家问价值，我说：一角左右足矣。病家云，前方每剂均一元以上，尚未奏效，今用一角之药，何足为力！请先生增药。我笑答云：姑试试，或有效，若无效再议未迟。病家半信半疑而去。服后，并无呕吐，且觉胸舒痛减，遂尽剂。翌日，病家来谢，称服药尽剂后，诸症均瘥，昨夜安然入睡，今晨大便已下，并能进食少许。

陈明主编. 伤寒名医验案精选 [M]. 北京：学苑出版社，1998：78-79.

按语： 夫药之治病，不在价之贵贱，亦不在味之多寡，乃贵在医者之善用耳。

（三）心悸（病毒性心肌炎）

患者，男，13岁。1983年11月5日初诊。

[病史] 1周前感冒发热，家长给服感冒药后好转（药名不清）。5天前晚上发热又起，仍给服前药，但热不退，且见心烦、心悸、寐差。经某医院西医检查：体温37.8℃，心率132次/分，律整，第一心音稍弱，各瓣膜区未闻及杂音，心界不增大。心电图检查：一度房室传导阻滞，T波低平。诊断为"病毒性心肌炎"，因家属不同意住院，门诊医生给予青霉素等抗生素、维生素C、三磷酸腺苷、乙酰辅酶A等治疗3天，症状无改变而来就诊。现症：发热，心烦闷，心悸心慌，寐差，纳呆，恶心呕吐，二便正常。舌苔薄黄，脉数。

[诊断] 证属邪热内羁，热扰心窍。

[治法] 清宣邪热，宁心除烦。

[方药] 山栀子10克，淡豆豉15克，淡生姜3片，姜竹茹6克。3剂。

二诊（1983年11月8日）：心烦、心悸、恶心、呕吐见减，仍纳差。苔薄黄，脉稍数。守上方加鸡内金6克，怀山药15克。再进2剂。

三诊（1983年11月10日）：心烦、心悸、恶心、呕吐止，饮食渐增。复查心电图：窦性心律。予一味薯蓣饮调理善后。

陈明主编. 伤寒名医验案精选［M］. 北京：学苑出版社，1998：79-80.

按语：病毒性心肌炎属西医的一种心脏疾病，中医虽无此病名，但本患者病机系热邪内羁，内扰心窍，故仅投以栀子豉汤加味清宣邪热而起沉疴。

【原文】阳明病，汗出多而渴者，不可与猪苓汤。以汗多胃中燥，猪苓汤复利其小便故也。

周注：渴而小便不利，本当用猪苓汤，然汗多在所禁也，此与伤寒入腑，不令溲数同意。盖邪出阳明，已劫其津，汗出复多，更耗其液，津液曾几，尚可下夺耶？当以白虎加人参去其热，则小便之不利者，津回而自利矣。

【提要】出自《伤寒论》第224条，论猪苓汤的使用禁忌。

【精解】本条眼目在"汗出多"三字，汗多则津伤，猪苓汤利水则可能亡其津液，故不可与猪苓汤。结合此前的第223条，应知患者小便不利或因水热互结，或因化源不足。水热互结者，可用五苓散、猪苓汤等淡渗利水之剂，水去则小便自利；如因化源不足，则应当益气生津，补充化源，忌利水伤阴。汗出多少则是判断是否可能伤津的重要依据。

【原文】伤寒病若吐若下后，七八日不解，热结在里，表里俱热，时时恶风，大渴舌上干燥而烦，欲饮水数升者，白虎加人参汤主之。

周注：吐下后至七八日不解，知误治而热邪不为吐下少衰，反因吐下转甚。时恶风者，阳外虚也。舌燥而烦渴，饮水至数升者，阴内亡也，舍人参白虎。将何以解其表里，补其津液耶？

【提要】出自《伤寒论》第168条，论阳明热盛，气津两伤证。

【精解】本条重点在于误治之后，热结在里，但同时也可出现恶风等类似表证的症状，但患者的主症不在恶风，而是舌干、口渴、大量饮水，提示热盛伤津是主要矛盾，所以治疗仍用白虎加人参汤。本条"时时恶风"可与第169条"背微恶寒"相参；"舌上干燥"与第222条"口干舌燥"同意。

【原文】服桂枝汤，大汗出后，大烦渴不解，脉洪大者，白虎加人参汤主之。

周注：桂枝，辛热药也。热病本汗，或疑为风，饮以此汤，不更益其热，而大汗淋漓乎？如是则津液益伤，烦渴益甚，洪大转增，当与本汤加人参也审矣。

【提要】出自《伤寒论》第26条，论太阳病转阳明热盛，气津两伤证。

【精解】《伤寒论》中本条出自太阳病上篇，紧跟桂枝汤证诸条之后，其意图显然是以桂枝汤证为核心，补充介绍桂枝汤误汗后，转入阳明的补救措施。所以这里提出了烦渴不解、脉洪大两个提示阳明里热的关键证，指出了使用白虎加人参汤救误的时机。周氏将《伤寒论》有关白虎加人参汤的条文全部提出并打乱了原有的编排顺序，应是有他自己的考虑，第169、第170两条安排在前面，是正面论述汤证，中间穿插第221、第223两条与第222条共同作为救误总纲，而后面第168、第26两条，补充其他误治后出现的白虎加人参汤证。其中第26条除了有误汗这一前提，起病亦在太阳，与本书所论一般热病有所区别，因此放在最后。事实上，本着仲景"有是证用是方"的原则，是否经过误治，临床中确实具有提示作用，但用药的依据，还是以"证"为准，各条所论，虽发病经过不同，但临床证候一致，因此均用白虎加人参汤治疗。综合各条分析，口渴欲饮水，是五条共同提到的关键证候，应特别注意。在口渴基础上，还要注意是否兼"小便不利"症，需要与猪苓汤相鉴别。

夏热集补证治并方

【原文】交夏至后，炎暑司令，相火[1]用事，人有发热身疼不恶寒，但大热而大渴者为热病。仲景以白虎汤为主治，今人以此汤治伤寒者，误也。热病下发上，内发外，必经阳明，故无论三阳，总以石膏之辛凉，乘势升散；知母之苦寒，靖少阴伏邪之源；甘草、粳米，维持中气，一了百当。至伤寒既非其时，复非其病。邪自外来，未入者解表，已入者下夺。石膏本非表药，又非下药，即欲解热，热何从解？况有知母，引入少阴，为害不浅。理自如此，达者自会。愚不敢好与今人辩也。故除以上见证正方外，补集方治。

一法，热病之脉本洪大，若见浮紧，是又感夏时暴寒[2]，谓轻举见紧，略按则仍洪盛，以内伏已发也。治宜通解散去麻黄、苍术，或加葱白、香豉；或先以连须葱白香豉汤，减生姜撤[3]其外，后用白虎加人参汤。

一法，热病凡客邪所感，不论脉浮紧，恶风、恶寒，宜解不宜下者，通用双解散去硝黄，于中加减。如去白术、芍药、桔梗二三味，加知母、葱、豉最妥。

一法，凡温病之发，因暴寒者居多。热病之发，兼暑者为盛，若始病见谵语、面垢、遗溺、背微恶寒者，白虎加人参汤。

一法，若本病兼衄，于本汤中加生地黄、牡丹皮；喘加栝楼根、厚朴、杏子仁。

一法，若恶热烦渴腹满，舌黄燥或黑干，五六日不大便，凉膈散或三一承气汤。

一法，若本病兼暑湿者，或凉膈合天水散。若小便不利者，竹叶石膏汤倍石膏。

一法，若兼风痰者，用双解散，煎一大碗，先饮半作探吐，法以引痰出外，再尽剂，微以被覆，令汗出解。盖用凉药热饮，发汗百无一损也，河间制双解散，子和演为吐法甚妙。

一法，误用辛温药，致发斑、谵语、喘满、昏乱者，黄连解毒汤加减。

一法，屡下后热势犹盛，不便再下。或诸湿内盛，小便黄涩，大便溏，小腹痛者，欲作利也。宜黄连解毒汤。

【注释】

[1] 相火：据运气学说，三之气的主气为"少阳相火"。

[2] 暴寒：非常寒冷。

[3] 撤：底本作"撒"，文义不通，据《中医古籍珍本集成·温病卷·温热暑疫全书》本改。

【提要】论伤寒与热病有别，剖析白虎汤作用并补充治法九则。

【精解】周氏认为夏热病的发病时令应为"三之气"（夏至前后30日，共60日左右）这一时段，主气为"少阳相火"，因此开头即说"交夏至后，炎暑司令，相火用事。"这时发生的是热病，所以用寒凉的白虎汤来治疗。周氏的学术体系中，热病是自内而发，伤寒是自外而感，所以治疗应当有所区别，热病自内而外的发展过程中，必然经过阳明，用白虎汤清阳明经热是正确治法；外感伤寒在表用汗法、在里用下法，因而周氏认为用白虎汤治伤寒是错误的。在他看来，仲景《伤寒论》用白虎汤就是治疗热病，而非为伤寒所设。

吴鞠通评价刘河间"始能脱却伤寒，辨证温病"，但自刘河间之后，仍有许多医家以《内经》的理论来阐释温病，用《伤寒论》的方法来治疗温病，周氏的理论是温病学理论体系彻底形成并得到认可之前广泛存在的一种观点。

周氏补充了夏热病的9种类型并提出治法，大体可以分为几类。第一是表寒里热证，即热证同时兼有脉浮紧或无风寒等证，轻者遵仲景先表后里原则，先用葱、豉等辛温解表之剂，后用白虎加人参汤；重者采用刘河间表里双解之法，不宜攻下者去硝、黄。第二是兼暑湿证，包括前文提到的白虎加人参汤证，以及出现阳明腑证者用凉膈散、三一承气汤、天水散等。第三是出现兼证，兼衄者加生地、丹皮凉血；兼喘者加栝楼根、厚朴、杏仁平喘；兼风痰者用双解散探吐。第四是误治后的变证，或误用辛散，或误下不解，肠道湿热，以黄连解毒汤加减。从这些证候及治法可以看出，周氏论热病，大体遵仲景、河间之法。

【医案举隅】

一、凉膈散

凉膈散是临床常用方，现代研究显示本方具有导泻、利尿、利胆、抗炎和抗菌作用，用于治疗咽炎、口腔炎、急性扁桃体炎、胆道感染、急性黄疸型肝炎等属上中二焦火热者。

（一）肺炎喘嗽病（痰热壅肺证）

患者，男，81岁，河南沈丘人。于2017年8月30日处暑时节入院。

［病史］主诉：发热、咳嗽、咳痰、胸闷10天。10天前，患者受凉后出现发热，体温最高达39.5℃，咳嗽，咳痰，胸闷。于沈丘县人民医院住院治疗，诊断为"阻塞性肺炎"，经治疗症状缓解不明显，遂来求医。现症见：神志清，精神差，发热，咳嗽，咳中等量黄黏痰，胸闷气喘，腰痛，周身乏力，烧心反酸，纳眠差，小便黄，大便干。既往慢性支气管炎病史多年，支气管哮喘病史多年，高血压史10年，未系统治疗。椎间盘突出症病史3年，心律不齐病史1年，脑梗塞病史5年，现遗留有右侧肢体活动不利。舌质红，苔黄腻，脉弦滑。辅助检查：胸部CT示两肺感染。

［方药］凉膈散加减：连翘18克，山栀子15克，黄芩12克，薄荷6克，大黄12克，炙甘草9克，杏仁15克，党参12克，桑白皮9克，枳壳12克，桔梗12克。

吴少天，邱荃，许晓娜，等. 凉膈散化裁临证验案举隅［J］. 河南医学研究，2019，28（22）：4225-4226.

按语：现为处暑时节，天气仍热，气温较高，患者高热不退且咳嗽，痰为黄黏痰，胸闷，提示上焦胸膈有热，煎灼肺金，炼液为痰；舌为心之外候，舌质红提示内有热邪，黄腻苔由邪热与痰涎湿浊交结而形成，苔黄为热，苔腻为湿，为痰凝或为食滞。《素问》曰："水液浑浊，皆属于热。"小便黄为里实热证的表现，大便干提示热盛伤津；弦脉按之有如琴弦，端直而长，指下挺然，为阳中阴脉，主肝胆病、诸痛症、情志病、少阳病、痰饮等；滑脉往来流利，应指圆滑，如珠走盘，主热盛、水蓄、血结、气壅、痰饮、食积，因实邪壅盛于内，气实血涌，因此脉往来流利，应指滑利。方中重用连翘，清热解毒，以清除上焦无形之邪热，功专量重。配黄芩以清胸膈郁热，山栀通泻三焦，引火下行，大黄泻火通便，以荡有形之热于中，共为臣药。薄荷轻清疏散，以解上焦之热，体现"火郁发之"之义而为佐。使以甘草，甘以缓之，既能缓和大黄峻泻之力，又能借其缓行之功彻底清上中二焦之火。加杏仁以降气、止咳平喘、润肠通便；党参以补中益气、健脾益肺；桑白皮以泻肺平喘、利水消肿；枳壳以理气宽中、行滞消胀；桔梗以宣肺祛痰利咽，且为舟楫，载药上行。纵观全方，既有连翘、黄芩、栀子、薄荷疏解清泄胸膈邪热于上，更用调胃承气汤通便导滞，荡热于中，使上焦之热得以清解，中焦之实由下而去。是以清上与泄下并行，但泻下是为清泄胸膈郁积而设，所谓"以泻代清"，其意在此。

（二）痤疮案

患者，男，32 岁。2010 年 8 月 9 日初诊。

［病史］主诉：3 个月前，面生痤疮，大便不通。口服牛黄解毒片，有所缓解。近期因过食辛辣，症状加重。现症：面部散在丘疹及结节，小的丘疹能挤出白色分泌物，大的结节红肿触痛，颊部较重，面赤，口渴，烦热，大便秘结，5 天 1 次。舌红，苔黄，脉滑数。

［诊断］西医诊断：痤疮。中医诊断：肺风粉刺，证属中上二焦邪郁生热。

［治法］泻火通便，清上泄下。

［方药］凉膈散加减：连翘 20 克，黄芩 10 克，栀子 15 克，桑白皮 10 克，炙枇杷叶 10 克，生大黄 10 克，芒硝（冲服）10 克，薄荷 5 克，竹叶 5 克，炙甘草 10 克。3 剂，水煎服，每天 2 次。第三遍煎液局部湿敷，每天 2 次。

二诊（2010 年 8 月 11 日）：排出大量燥结粪便，热退，渴止，面部丘疹渐消。上方去芒硝，7 剂，继续口服。

三诊（2010 年 8 月 18 日）：面部丘疹大部分消失，二便通畅。上方去大黄，加北沙参 10 克，白术 10 克，又服 7 剂愈，留有凹陷性瘢痕及暗红色印迹。再予消痕散（白芷、白芍、丹参、三七、桃仁、红花、三棱、莪术等量，粉碎过筛）黄瓜汁调，外涂 1 个月，瘢痕几近消失。

周宝宽，周探. 凉膈散化裁治疗皮肤病验案 4 则［J］. 广西中医学院学报，2012，15（01）：25-26.

按语：上中二焦邪郁生热，火热上冲，则面赤生疮；邪热炽盛，聚于胸膈，郁而不达，灼伤阴津，则身热口渴；燥热内结，不从下泄，则便秘溲赤。治宜泻火通便，清上泄下。方取凉膈散加减，加桑白皮、枇杷叶使清泻肺火力更强。三诊时加北沙参防止伤阴，加白术健脾补中，促进痊愈。

（三）咽痛

患者，女，34岁。2009年4月13日初诊。

[病史]有支气管扩张病史15年。近2天出现咽痛咽干，吞咽困难，口干喜凉饮，咽痒则咳，咯黄黏痰，每日10余口。唇红，牙龈肿痛，大便正常。舌质红暗，苔黄腻，脉细弦滑，右寸浮数。查体：咽部充血明显，滤泡大片。

[诊断]西医诊断：急性上呼吸道感染；中医诊断：咽痛（邪热内蕴证）。

[治法]宣肺、泄热、解毒为法。

[方药]凉膈散麻合杏甘石汤加减：连翘15克，生大黄10克，生栀子10克，薄荷10克，黄芩10克，竹叶6克，生麻黄10克，杏仁10克，生石膏30克，生甘草10克，金银花20克，芦根30克。7剂，水煎服，每日1剂。

二诊：服药后大便次数增多，3~4次/天，但3剂后逐步减少至正常。服药4剂，咽痛若失，黄痰减少。

张元兵. 洪广祥教授运用凉膈散临证验案举隅［J］. 中华中医药杂志，2011，26（03）：508-510.

按语：咽喉乃肺系所属，与足阳明胃经、足厥阴肝经、足少阴肾经在经脉上有密切联系，因此产生咽痛的原因较多。本例患者宿有支气管扩张，素体阴虚燥热，复感外邪，热郁咽中而致咽痛突出，《太平惠民和剂局方》明确提出可用凉膈散治疗。加用金银花、芦根以增强清热解毒作用，合用麻杏甘石汤清肺化痰止咳，其中生麻黄、杏仁不仅能增强其宣透之力，还能防过用寒凉之品而致邪气被遏。为防过度泻下，影响患者的依从性，洪教授临证应用本方时多去芒硝。

二、竹叶石膏汤

竹叶石膏汤是临床常用方，现代研究显示本方具有解热、抗菌、抗炎、祛痰、镇咳等作用，可用于治疗顽固性高热、口腔炎、川崎病、小儿厌食、支气管扩张咯血、化疗不良反应、神经衰弱等。

（一）发热

患者，男，71岁。1994年5月4日初诊。

[病史]因高血压心脏病，服进口扩张血管药过量，至午后低热不退，体温徘徊在37.5~38℃之间，口中干渴，频频饮水不解，短气乏力，气逆欲吐，汗出。不思饮食，头之前额与两侧疼痛。舌红绛少苔，脉来细数。

［诊断］辨证属于阳明气阴两虚，虚热上扰之证。

［治法］补气阴，清虚热。

［方药］方用竹叶石膏汤：竹叶 12 克，生石膏 40 克，麦冬 30 克，党参 15 克，炙甘草 10 克，半夏 12 克，粳米 20 克。

服 5 剂则热退，体温正常，渴止而不呕，胃开而欲食。惟余心烦少寐未去，上方加黄连 8 克，阿胶 10 克以滋阴降火。又服 7 剂，诸症得安。

陈明主编．伤寒名医验案精选［M］．北京：学苑出版社，1998：529．

按语：本案发热于午后，伴见口渴欲饮，短气乏力，不思饮食，舌红绛少苔，脉来细数，属于"阳明气津两伤"无疑。胃虚有热，其气上逆，故见气逆欲吐。正与竹叶石膏汤证机相合，用之即效。

（二）消渴（糖尿病）

患者，女，56 岁。

［病史］患糖尿病多年，近来自觉神疲乏力，口渴引饮，溲多。诊得脉细数，舌红少津，身形消瘦。

［诊断］凭证参脉，系胃热内盛，气津俱损。

［治法］清胃热，益气阴。

［方药］方用竹叶石膏汤加味：竹叶 12 克，生石膏 30 克，麦冬 12 克，法半夏 6 克，甘草 3 克，北沙参 12 克，天花粉 12 克，怀山药 18 克，粳米 1 撮。

服 3 剂后，口渴显著减轻。续服 3 剂，后未再复诊。

王琦，盛增秀．经方应用［M］．银川：宁夏人民出版社，1981：254．

按语：竹叶石膏汤治消渴证，不仅古案有记载，近人亦有介绍。《类聚方广义》明确指出本方"治消渴食饮不止，口舌干燥"。本例为胃热灼津，气阴两伤而见消渴，故以本方加花粉、怀山药以清热生津，益气和胃。

三、黄连解毒汤

黄连解毒汤是临床常用方，现代研究显示本方具有抗病原微生物、抗细菌毒素、解热、抗炎、调节免疫、降压、调节血液系统和心血管系统、止血的作用，可用于治疗败血症、脓毒血症、痢疾、肺炎、泌尿系感染、流行性脑脊髓膜炎、乙型脑炎等属热毒为患的患者。

（一）青春期功能性子宫出血

患者，女，16 岁。1991 年 8 月 26 日初诊。

［病史］月经淋漓不净 1 月，时多时少，多则如崩状，夹有小血块，颜色深红，稠黏。腰酸，头晕心烦，夜寐不宁，面色少华，大便干结。14 岁月经初潮，常 1 月 1 行或 3 周 1 行，行则量多如注，需 10~14 天干净。苔薄黄，舌

质红，脉细数。B超示子宫未见异常。血红蛋白70g/L。

[诊断] 青春期功血。证属心肾失交，冲任不调。

[治法] 清心滋肾，调经止血。

[方药] 黄连解毒汤加味：黄连3克，黄芩、茜草、黑山栀各10克，黄柏、丹皮各5克，石莲子15克，香附9克，生地炭、白芍、龟甲、生龙齿各12克。

服药5剂，症情缓，经量大减，但觉神疲艰寐。原方加远志再服5剂，血止、寐安。继续巩固治疗3个月，月经周期正常，全身症状消失，血红蛋白上升到110g/L。随访至今未见复发。

许柏泉. 黄连解毒汤在妇科病的应用 [J]. 光明中医，2007，（01）：63-64.

按语：患者崩漏已近2年，由于子宫的胞脉属心，系于肾，阴不足，火易旺，心火亢动，又下及阴精，伤之肾气，引动肾火，致使胞络之血两无所归。故以黄连解毒汤清心火，心火不亢则血脉自无沸溢之患，配生地、白芍、龟甲宁心涵濡心液，益肾滋育肾阴；石莲子交水火而媾心肾，安宁上下君相之火邪，茜草、丹皮凉血止血而不留瘀滞；香附调龟、芍之滞，芩、连之寒，使血脉得安而运行如常；龙齿收敛浮越之气以镇心益肾。通过调节心肾阴阳之升降，使胞脉宁静，行归藏之功。

（二）细菌性痢疾

患者，男，35岁，工人。1982年8月12日诊。

[病史] 主诉因贪凉饮生水而致下痢。症见高热不已，腹痛腹泻，里急后重，下脓血便，日行10余次。诊时患者呈急性病容。舌红苔黄，脉数。体温39.2℃。大便常规：脓细胞（+++），红细胞（+++）。

[诊断] 急性细菌性痢疾（湿热型，热重于湿）。

[治法] 清热燥湿，凉血止痢。

[方药] 黄连解毒汤合白头翁汤加减：黄连4克，炒栀子、黄芩、黄柏各10克，白头翁20克，地榆炭15克，秦皮12克，木香6克，槟榔12克。

服药2剂，体温正常，腹痛腹泻大减。再进3剂，下痢停止，诸症消失，大便常规转阴。

卢本仁. 黄连解毒汤治验举隅 [J]. 江苏中医，1990，（06）：32.

按语：《医宗必读》云："夫痢起夏秋，湿蒸热郁，本乎天也；因热求凉，过吞生冷由乎人也。"由于长夏多湿，天暑下迫，地湿上蒸，加之过食生冷，致使脾胃受伤，运化失司，湿热积滞，留而不去，湿热郁蒸，热盛肉腐，化为脓血，从大便混杂而下。黄连解毒汤苦寒清热燥湿，配白头翁、地榆炭、秦皮清热凉血止痢，伍槟榔行气消积导滞。诸药和合，邪却病除。

总论温热死脉死证

【原文】周禹载曰：《内经·刺热》云，太阳之脉，色荣颧骨，营未交，曰今且得汗，待时而已。与厥阴争见者，死期不过三日。其热病内连肾，少阳之脉色荣颊前，热病也，营未交，曰今且得汗，待时而已。与少阴脉争见者，死。太阳之脉色属赤，初起时其色止荣颧骨一处，不交他处，纯是赤色，曰今且得汗者，谓邪势渐从外解，即余证未靖，少待而自解，言无害也。至于厥阴争见者，死不外三日，是为交已。热病大热烦渴汗出，反见厥阴肝经之脉色，争见赤紫晦滞，已为主死，况争见青黑之色耶！何者？少阳青色，少阴黑色也。争见者，命期甚促矣。又《评热病论》云：帝问曰：有病温者，汗出辄复热[1]，而脉躁疾，不为汗衰，狂言不能食，病名为何？夫帝既曰：病温矣。复曰病名为何者？正欲知病之本于阴阳也。岐伯曰：名阴阳交[2]，交者死。何也？交则不解也。谓人所以汗出者，生于精气也。精气者，谷气也，邪正交争而得汗者，是邪退而精气胜也。精气胜则能食而不复热。复热者邪胜，则是汗出不为汗衰也。不能食者，精无俾也。病而留，其寿可立而倾也。故《热病》曰：汗出脉尚躁盛者死。脉既不与汗应，此不胜病矣，其死必矣。狂言者是失志。失志者死。今见三死，不见一生，虽愈必死也。此段论温，独创谷气之旨，谷气为精，精气为汗，故藏精者不病温，其病温者，咸不藏精之人也。而有生有死者，不藏精甚与不甚之分也。

二阳搏，病温者，死不治。虽未入阴，不过十日死。二阳者，手、足阳明也。

温病发于三阴，脉微足冷者难治。

温病大热，脉反细小，手足逆冷者死。

温病初起大热，目昏谵语，脉小足冷，五六日而脉反躁急，呕吐昏沉，失血痉搐[3]，舌本焦黑，脉促、结、代、沉、小者皆死。

温病汗后反热，脉反盛者死。

温病误发汗，狂言不能食，脉躁盛者皆不治。（以上春温死证）

热病七八日，脉微小，溲血，口中干，一日半而死，脉代者，一日死。

热病七八日，脉不躁或躁不散数，后三日中有汗，三日不汗，四日死。

热病已得汗，脉尚躁，喘且复热，喘甚者死。

热病不知痛处，耳聋不能自收持。口干阳热甚，阴颇有寒者，热在髓，死不治。

热病汗不出，大颧发赤，哕者死。

热病泄甚，而腹愈满者死。

热病目不明，热不已者死。

热病汗不出，呕吐下血者死。

热病舌本烂，热不止者死。

热病咳而衄，汗出不至足者死。

热病热而痉者死，腰折瘛疭齿噤齘也。（以上夏热死证）

【注释】

[1] 辄复热：是一种外感引起的高热，见于急性传染病重症，汗出高烧不退，降温后又辄返而重新高热，直至亡阴，是死亡的一大原因。

[2] 阴阳交：为病证名，出自《素问·评热病论篇》，指热性病阳邪入于阴分，交结不解。

[3] 瘛疭：抽搐。

【提要】论温热死脉、死证。

【精解】周氏概括春温、夏热两病死证，其内容大多来自《素问》的《热论篇》《评热病论篇》《刺热篇》《阴阳别论篇》及《灵枢》的《热病》篇等，大部分为原文摘录，小部分进行了提炼。总体来看，温热类疾病多见滑数或洪大等阳实之脉，如果反而出现细小微弱等阴脉，或阳实太过而见躁疾不宁之脉，均提示病情危重。除了脉象以外，患者的出汗情况，官窍功能是否正常，以及手足逆冷等临床表现也是判断预后的重要依据，应仔细观察加以辨别。

附　湿温

【原文】《活人书》云：先伤于湿，又中于暑，名曰湿温。许学士云：先受暑，后受湿，所言先后感受不同。然湿病则缓，暑中则速，由斯以推，先湿后暑者为确也。其症两胫逆冷，胸满颈目痛，妄言，多汗。盖湿得暑邪，遏抑[1]阳气，故胫冷而腹满；暑挟湿邪，郁蒸为热，故头痛、妄言、多汗。其脉阳濡而弱，阴小而急。许学士以关前为阳，关后为阴。纪氏以浮为阳，沉为阴。罗谦甫云：濡弱见于阳部，湿抟[2]暑也；小急见于阴部，暑抟湿也。然湿伤血，则必小急；暑伤气，则必濡弱。于此加浮为阳，沉为阴者当矣。切不可发汗，汗之名重死。治宜白虎加苍术汤。如有寒热外邪，加辛凉表药一、二味。

若湿气胜，一身尽痛，小便不利，大便反快者，加茵陈、香薷。若有寒物停滞，及中寒宜温。必小便清白，然后可；如赤涩而少，断不可用，通宜十味香薷饮、清暑益气合天水散。

王宇泰云：昔人治湿温，通身皆润，足冷至膝下，腹满不省人事，六脉皆小弱而急。问所服药，皆阴病药也。此非受病重，药能重病耳。以五苓合白虎十余剂苏，更与清燥汤调理而安。凡阴病厥冷，两臂皆冷；今胫冷臂不冷，则非下厥[3]上行，故知非阳微寒厥，而合用祛热药也。

【注释】

［1］遏抑：遏制。

［2］抟（tuán，团）：本义是把东西捏聚成团。此处意为集聚。

［3］下厥：病症名。指少阴病误用汗法的危候。

【提要】论湿热类温病的临床表现及治疗方法。

【精解】本节可分为三部分，第一部分讨论暑热夹湿，以暑热为主的病症，临床表现为两胫逆冷、胸满、头痛、妄言、多汗，脉象特征为阳濡而弱、阴小而急，治疗用白虎加苍术汤。第二部分讨论湿胜于热的湿温，临床表现身痛、小便不利、大便反快，治疗用十味香薷饮、清暑益气汤、天水散。第三部分为湿热重症，热深而厥，兼有湿邪阻遏，症见身润、足厥、腹满、不省人事，方用白虎清热，五苓利湿。周氏本节讨论湿热类温病的证治，其内容尚简略，亦不够系统，但已经明显建立起湿重于热、热重于湿、湿热并重三种类型的框架。

【医案举隅】

一、白虎加苍术汤

白虎加苍术汤是临床常用方，现代研究显示本方具有促进肠胃蠕动、增强机体抗病力、解热、抗炎、降血糖、抑菌、镇静镇痛、调节内分泌等作用，用于慢性胃炎、慢性胰腺炎、传染性疾病、感染性疾病、免疫性疾病、甲状腺功能亢进症、糖尿病酮症酸中毒、糖尿病性视网膜病变、糖尿病性周围神经病变等病临床表现符合湿温证者。

（一）湿温高热

患者，男，24岁。

［病史］感受时令之邪而发热头痛、胸中发满、饮食作呕。注射"安乃

近"与"葡萄糖液",汗出虽多但发热不退,反增谵语、身疼、呕吐等症。试其体温 39.6℃。脉来濡,舌苔白腻。

[诊断] 脉症合参,湿邪犹存。

[治法] 清利湿热,芳化湿浊,以行三焦之滞。

[方药] 白蔻仁 6 克,滑石 12 克,杏仁 6 克,薏苡仁 12 克,藿香 6 克,厚朴 6 克,半夏 10 克,竹叶 6 克。

刘老书方时,语其家人曰:服药可热退,可勿忧虑。然患者服药无效,反增口渴心烦,体温升至 40℃,一身酸痛,两足反厥冷如冰。

病家惶恐,急请刘老再诊:切其脉仍濡,而舌苔则黄白间杂。湿温为患,明白无误,然前方胡为不效?思之良久,则又疏一方。

[方药] 苍术 10 克,生石膏 30 克,知母 10 克,粳米 15 克,炙甘草 6 克。

上方仅服 1 剂,高热即退,足温,诸症皆愈。

陈明,刘燕华,李方编著. 刘渡舟验案精选 [M]. 北京:学苑出版社,1996:12-13.

按语:此证本属湿温为病,当时若利湿清热,自可奏效而愈。然病家误发其汗,乃犯湿家之禁,亡失津液,故致病情加剧。然既按湿温治疗,用方为何不效?此证胸满泛恶,固属湿候;而同时又有高热、烦渴、谵语,则属阳明之热显著。前方用三仁汤治湿之力大,但清热之力则小,而藿香、厚朴又有增燥助热之弊,故药后口渴心烦,而病不得解。今既热盛于里,湿阻于外,则阳气不能下达,故两足冰凉而不温。治疗之法,非白虎不足以清其热,非苍术不足以胜其湿,故改投苍术白虎汤,一剂即愈。

(二)湿温高热

王彦龙,季夏时,病胸胁多汗,两足逆冷,谵语。医者不晓,杂进药已旬日。诊之,脉关前濡,关后数,曰:当湿温治之。先以白虎加人参汤,次白虎加苍术汤,头痛渐退,足渐温,汗渐止,三日愈。

陶御风等著. 菡一选方治验实录 下 [M]. 北京:人民卫生出版社,2010:871.

按语:此名贼邪,误用药有死之理。有人难曰:何名贼邪?曰《难经》五邪,假令心病中暑为正邪,中湿得之为贼邪。心先受暑,而湿邪乘之。水克火,从所不胜,斯谓之贼邪,五邪中之最逆也。又曰:湿温之脉,阳濡而弱,阴小而急。濡弱见于阳部,湿气搏暑也;小急见于阴部,暑气蒸湿也。故曰暑湿相搏,名曰湿温,是谓贼邪也。

二、清暑益气汤

清暑益气汤是临床常用方，研究显示本方具有清热益气、化湿生津之功效，可用于脑供血不足、头晕、头痛昏蒙、嗜睡、记忆力衰退者；平素感疲惫、精神不振，余无所苦的亚健康者；以及久治不愈的疰夏（小儿夏季热）等属气虚湿困者。

（一）胸痹

患者，女，67岁。2004年12月21日就诊。

［病史］患者冠心病史多年，胸闷胸痛时作，动则心悸，胸膈烦热，口呼热气，渴喜凉饮，舌淡而无味，纳差，大便量少不畅，小便色黄频少。舌体胖大质暗，苔黄腻，脉弦细数。

［诊断］辨证为气阴虚而湿热蕴。

［治法］扶正化湿清热。

［方药］柴胡10克，黄芩10克，党参10克，麦冬10克，五味子6克，黄芪9克，当归6克，苍白术各9克，青陈皮各6克，生石膏30克，葛根9克，生石决明30克，炒山栀10克，豆豉9克，知贝母各10克，藿佩各10克，炒杏仁9克，黄连9克，吴萸6克，泽泻15克。12剂。

二诊（2004年12月3日）：诸症程度均减轻，胸闷心悸明显好转，纳食有改善。守方再进，适当加减，共服30余剂，其病情渐趋于稳定。

李春颖，高俊虹，逯波. 李东垣清暑益气汤临证举隅［J］. 中国中医基础医学杂志，2010，16（05）：431-432.

按语： 盛夏多暑邪，表现有中寒；隆冬多寒邪，表现有暑热。清暑益气汤的应用不拘于季节，非夏暑之日专用；亦不拘于暑湿一病，凡辨证为气虚湿热者均可加减应用。该患者胸痹多年，气阴已虚，心脉无力；病久郁热滋生，湿热内蕴。热蕴于中焦，弥漫于三焦，心脉痹阻，而生祸端。处方中攻补兼施，扶正以生脉散益肺气、补血汤补心血，盖肺主气，肺气旺则周身之气皆旺；心主血，心血足则血脉充正气复。祛邪以苍白术、青陈皮辛香燥湿；藿佩芳香化湿，泽泻苦燥渗湿；以石膏、知母清气分热；柴胡、黄芩疏利三焦，并佐杏仁宣利上焦肺气，气化则湿亦化；山栀、豆豉清心除烦；黄连、吴萸辛开苦降，沟通上下。诸药配伍，补气血、祛湿热，谨守病机，环环相扣，效果立竿见影。

（二）眩晕

患者，女，57岁。高血压病多年，于某西医院住院治疗，2003年8月27日姜师应邀会诊。

［病史］患者头晕、心悸、耳鸣、乏力，头晕时闭目稍舒，口干喜饮，不思饮食，小便频，大便略干。舌淡红，苔黄略燥，脉弦细。

［诊断］辨证为气虚肝旺，湿浊蕴热。

［方药］以李东垣清暑益气汤加减治疗：黄芪9克，当归6克，党参9克，麦冬10克，五味子6克，苍白术各9克，青陈皮各9克，黄柏10克，知母10克，猪茯苓各15克，瓜蒌20克，天麻12克，旋覆花10克，广郁金10克，泽泻10克，葛根15克，枳壳12克。7剂。

药进4剂即晕减力增，再诊时随症加减，病情基本稳定。

李春颖，高俊虹，逯波. 李东垣清暑益气汤临证举隅［J］. 中国中医基础医学杂志，2010，16（05）：431-432.

按语：患者气虚之体感受暑湿，湿热内蕴，引发肝阳而致晕，治以补气、清化湿热，治疗此证时强调注意补气与清化湿热的关系，过于补气则助热，过于清化则伐气，关键在于协调二者之间的平衡，掌握药量，尤其参芪2味量不宜多。方中以芪归生脉补气养血；苍白术、青陈皮、知母、黄柏行气清热燥湿；茯苓、泽泻渗湿；瓜蒌、郁金、旋覆花、枳壳宽胸理气，宣畅中焦气机，气化湿行；天麻、葛根平肝潜阳。诸药谨守"气虚湿热"病机，全面出击，围剿邪气，不治晕而晕自除。

（三）泄泻

患者，男，35岁。2004年10月15日初诊。

［病史］该患每于长夏季节溏泄不爽，苦不堪言，现已逾十余载。自诉逢夏秋之交、天气渐凉时大便次数即增多，每日3~4次以上，质稀不成形，倦怠懒言，精神不振，不思饮食，性欲低下，天稍热则大汗不止。舌质淡红，苔白微腻，脉细。

［诊断］辨证为脾胃气虚，夹有湿热。

［治法］宗李东垣清暑益气法培元益气，清暑化湿。

［方药］炙黄芪6克，当归6克，苍白术各10克，猪茯苓各15克，黄柏10克，泽泻10克，党参9克，麦冬10克，五味子6克，神曲10克，青陈皮各6克，赤白芍各10克，山萸肉9克，仙鹤草30克，功劳叶15克，葛根10克，益智仁9克，枸杞子10克。14剂。

二诊（2004年10月30日）：溏泄症状已明显好转，大便每日1~2次，基本成形，倦怠纳呆等症亦改善，但心烦、寐差，于上方加炒山栀10克、炒枣仁15克清心除烦安神。

此后随访病情稳定，已无所苦。

李春颖，高俊虹，逯波. 李东垣清暑益气汤临证举隅［J］. 中国中医基础医学杂志，2010，16（05）：431-432.

按语：长夏是湿令盛行季节，天暑下迫，地湿上腾，人所感受之邪，暑湿每多兼夹，故叶天士《幼科要略》有"暑必兼湿"之语。湿为阴邪，若暑湿兼感，则病机复杂，并非一派阳热之象矣。并且夏日人身之阳，以汗而外泄，人身之阴，以热而内耗，阴阳两有不足，不如冬令之封藏固密，故可见虚象。该患脾胃之气本不足，复感受长夏暑湿之邪致湿热内蕴，故成气虚湿热证。李东垣之清暑益气汤正为劳逸失节、脾胃气虚之人感受暑湿之邪、耗气伤津而设。本方以参、芪、术、归补脾胃，益气血，合生脉散养阴生津为基础，再加苍术、青陈皮、神曲，以燥中焦之湿；黄柏、泽泻、猪茯苓，以泻下泉之火；葛根升发脾胃之清阳；仙鹤草、功劳叶补气而不上火；益智仁、枸杞暖肾生精，共奏培元益气、清暑化湿之功。药味虽广而立意周密，遂能数剂起效。

三、天水散

天水散是临床常用方，现代研究显示本方据具有利尿、保护皮肤黏膜的作用，用于胃肠型感冒、胃肠炎、中暑、药物不良反应、膀胱炎、尿道炎、泌尿系结石，以及某些皮肤病等属湿热引起者。外用扑撒可治疗痱子。夏季饮用可预防中暑。

腠理郁闭，汗出不畅

患者，男，22岁。1996年7月19日初诊。

［病史］5天前，冒暑踢足球后，急用冷水淋浴，而致身热无汗，心烦，四肢胸背可见许多针尖样小水疱，小便黄赤，大便调，舌苔黄腻，脉滑数。

［诊断］此乃寒邪侵袭肌表，入里化生内热，湿热互结之象。

［治法］解肌发表，清热除湿。

［方药］大青龙汤合六一散加减：麻黄12克，桂枝9克，石膏（先煎）30克，炒杏仁、荆芥各9克，薄荷10克，生姜3片，大枣3枚，六一散（包煎）30克。2剂。令其药后多饮热水，盖被发汗。

2日后复诊，汗出不多，心烦有减，皮肤水疱渐消。原方加麻黄至15克，继服2剂后，汗出而愈。

刘允辉，巩培培，徐东. 无汗证治验二则［J］. 辽宁中医杂志，2000（07）：336.

按语：由于受现代医学细菌、病毒致病学说和抗生素理论的影响，许多医生多应用辛凉解表与清热解毒法，而辛温发汗法却不常用，且夏季忌辛温汗法与麻黄诸汤。其实，夏季伤寒并不少见，该患者冒暑踢球后急用冷水淋浴，致使寒气闭郁肌腠，故无汗。卫阳郁而化热，故心烦，汗出不畅，变生内湿，与热互结，故见胸背四肢散在水疱和苔黄腻、脉滑数。大青龙汤中重用麻黄开表发汗；用石膏清透郁热；用六一散加薄荷清热除湿。薛生白《湿热病篇》治暑邪闭于腠理无汗，用六一散 30 克，薄荷叶三四分泡汤调下即能汗解，此方即仿其法。由于方证相应，故汗出病愈。

附　阳毒发斑

【原文】阳邪亢极，遂成阳毒，亦有误以辛热与之而成者。《金匮》云：阳毒为病，面赤斑斑如锦纹，咽喉痛，唾脓血。五日可治，七日不可治，升麻鳖甲汤主之。

虚热炽甚，毒不化者，阳毒升麻汤。大便结，去射干加酒大黄。热甚去人参，加大青。

或吐下未当，陷邪内甚，其证壮热，头项强痛，躁闷不安；或狂言骂詈，妄见妄言，或面生斑纹，口吐脓血；或舌卷焦黑，鼻如烟煤；或下利黄赤，六脉洪大而数，犀角黑参汤、黄连解毒汤。慎不可用下药也。势甚者，以青布渍冷水，搭病患胸膛必喜，热即易之，须臾得睡。

【提要】论阳毒发斑证治。

【精解】《金匮要略·百合狐惑阴阳毒病证治第三》有阴阳毒一条，其中阳毒用升麻鳖甲汤，周氏将此条录入书中，并引《活人书》《证治准绳》等书中治疗阳毒的阳毒升麻汤、黄连解毒汤、犀角玄参汤加以补充。

按《温病条辨》的病名分类，阳毒属温毒病范畴，其病机以热毒炽盛、蕴藉不去、动血扰神为主。因此其临床表现也可分三类，如壮热、面赤、头痛、咽喉痛、舌焦黑、脉洪大而数等热毒蕴藉证，发斑、吐脓血等动血证，烦躁、狂言、妄语等扰神证。

【医案举隅】

升麻鳖甲汤是临床常用方，现代研究显示本方具有抗炎、镇痛、解热、促进红细胞及血红蛋白恢复、增强机体免疫能力等作用，可用于治疗扁桃体肿痛、猩红热、荨麻疹、皮肌炎、丹毒、白血病、系统性红斑狼疮、狼疮性肾炎等疾病。

（一）外感疫毒（慢性扁桃体肿大）

患者，男，14 岁。1987 年 5 月 3 日初诊。

[病史]主诉双侧扁桃体肿大，感冒后加剧已 5 年。经多方诊治疗效不佳。

现症见双侧扁桃体红肿似球状，右侧为甚，咽喉疼痛。舌红无苔，脉细数。

[诊断] 此系外感疫毒，毒蕴血络所致。

[治法] 宜解毒散瘀，滋阴活血。

[方药] 升麻鳖甲汤加减：升麻9克，当归12克，蜀椒、甘草各6克，炙鳖甲、连翘、贝母各15克，生牡蛎、玄参各30克。日1剂，水煎服。

服药4剂，红肿消退近一半，疼痛消除。续服原方5剂，加食适量白醋，调治半月而愈。

谢新阳. 升麻鳖甲汤临床验案集录 [J]. 国医论坛，1991，（05）：15.

按语： 此证乃外感疫毒，血分被侵所致。《金匮要略心典》云："毒者，邪气蕴结不解之谓。"故用升麻鳖甲汤辛温升散之品，以发其蕴蓄不解之邪；配伍甘润咸寒之味，可安其邪气所扰之阴。如此组合，可使邪除毒解，结散病愈。

（二）风隐疹（荨麻疹）

患者，男，28岁。以"反复发作性全身疹块伴奇痒半年余"为主诉，于1987年10月4日就诊。

[病史] 自述6个月前因淋雨后，全身出现如蚕豆至手掌大之疙瘩，奇痒难忍，经治后消失。自此，全身疹块伴奇痒反复发作，痛苦不堪，屡服中西药物均未控制。刻诊：患者全身可见如蚕豆至手掌大之疹块，疹色发红，布满抓痕。伴口渴咽痛。舌质红，苔薄黄，脉浮数。

[诊断] 此乃风热毒邪内侵，客于肌肤、皮毛、腠理之间，扰动血分所致。

[治法] 祛风止痒，清热凉血。

[方药] 升麻鳖甲汤加紫草、丹皮、地肤子：升麻20克，鳖甲12克，当归8克，甘草10克，雄黄（冲）0.5克，川椒6克，紫草30克，丹皮12克，地肤子30克。3剂。

服药后，疹块消其大半，痒感明显减轻。继服3剂，诸症若失。随访至今未发。

程群才. 升麻鳖甲汤临床应用举隅 [J]. 国医论坛，1989，（05）：22-23.

按语： 通过临床实践观察得知，升麻鳖甲汤具有抗过敏和调节免疫功能的作用，类似西医的抗组胺药、皮质激素以及免疫调节剂，所以，临床上只要遇到以发斑或疹块为主症，属于变态反应性或免疫缺陷性疾病如荨麻疹、过敏性紫癜、红斑性狼疮、药疹等，均可选用。若发斑或疹块证属血分热盛者，可加紫草、丹皮；属气虚者，可加黄芪、党参；血瘀明显者，可加赤芍、川芎。临床只要辨证准确，投用本方，常能获得较好的效果。

（三）疫毒发热（猩红热）

患者，女。

[病史]患猩红热，初起恶寒发热，头痛，咽痛，下颌淋巴肿大。舌苔薄白，脉浮数。服银翘散2剂，恶寒已罢，仍发热咽痛。服普济消毒饮去升麻、柴胡3剂，另用冰硼散吹喉，咽痛减轻，热仍不退，颈面出现红色斑疹，惟口唇四周苍白。舌绛无苔，脉滑数。急送长沙传染病医院，经化验检查，白细胞计数增高，中性增高。

[诊断]猩红热。

[治法]一面肌内注射青霉素，一面用升麻鳖甲汤。

[方药]升麻3克，鳖甲10克，当归3克，去雄黄、蜀椒，加银花10克，连翘10克，牛蒡子10克，生地12克，丹皮10克，赤芍6克，桔梗3克，甘草3克。

服3剂，红疹遍及四肢，压之可暂退色。继用原方去升麻、当归、桔梗，加元参、麦冬、大青叶。3剂，皮疹消退，体温正常，痊愈出院。

谭日强著. 金匮要略浅述[M]. 北京：人民卫生出版社，1981：62.

按语：本案所见恶寒发热，头痛，咽痛，下颌淋巴肿大，舌苔薄白，脉象浮数等皆为"阳毒"证，故用升麻鳖甲汤加清热解毒、凉血活血之品治之而愈。

附　阴毒发斑

【原文】有阴热亢极，而成阴毒者。《金匮》云：阴毒之为病，面目青，身痛如被杖，咽喉痛，五日可治，七日不可治，升麻鳖甲去雄黄、蜀椒主之。《活人》用本方加桂枝，名阴毒甘草汤。

复有阴寒极盛而成阴毒者，自是两种，不可混也。惟阴寒至极，反大热躁渴，四肢厥逆，脉沉细而疾；或尺部短而寸口大，额上手背冷，汗不止；或因入房而后着寒；或内伤生冷而犯房室。内既伏阴，复加外寒，积寒伏于下，微阳消于上，遂成阴盛格阳[1]，阳气上脱之候。后五六日，胸前发出红斑，其色淡，其点小，是为阴斑，虽盛夏宜附子理中汤。甚至身重眼睛疼，额冷汗出，呕哕呃逆，或爪甲青，或腹绞痛，或面赤足冷厥逆，躁渴不欲饮，身发青黑色斑，目鼻灰色，舌黑而卷，茎与囊俱缩，脉沉细而迟，或伏而不出；或疾至七八至而不可数者，急用葱饼于脐上熨之。随用附子散或人参三白汤合四逆汤，熨后服汤已，手足不和暖者不治。

刘守真曰：世俗所言阴毒，皆阳热亢极，蓄热深于内。身表似有阴寒，此特指仲景升麻鳖甲汤去雄黄、蜀椒阴热亢极之证。若后世所言阴寒极盛之阴毒，非用回阳退阴之药，内温正气，逼邪外出，乌能起死回生耶？

王安道曰：阴阳二毒，与阴阳二证迥异。仲景书虽有阴毒之名，其所叙证，不过面目青，身如被杖，咽喉痛而已，并不言阴寒极盛之证也。况所治之方，不过升麻、甘草、当归、鳖甲而已，并不用大温大热之药。故知仲景所谓阴毒，非阴寒之病，乃是感天地恶毒之气，入于阴经，故名阴毒，而非纯阴沍寒[2]，可用热药之比也。

赵以德曰：按古方书谓阳毒者，阳气独盛，阴气暴衰，内外皆阳，故成阳毒；阴毒者，阴气独盛，阳气大衰，内外皆阴，故成阴毒。二者或伤寒初得，便有是证，或服药后变而成者，阳毒治以寒凉，阴毒治以温热，药剂如冰炭之异，何仲景以一方治之乎？且治阴毒去雄黄、蜀椒，则反去其温热者矣，岂非一皆热毒伤于阴阳二经乎？在阳经络，则面赤如锦纹，唾脓血；在阴经络，则面青身如被杖，此皆阴阳水火动静之本象也。其曰：七日不可治者，阴阳之津气血液，皆消减矣。伤寒七日，经气已尽，而此加之以毒，至七日不惟消灭其阴，且火抑亦自减矣。

【注释】

[1]阴盛格阳：指体内阴寒过胜，阳气被拒于外，出现内真寒而外假热的证候。临床常见某些寒证因阴寒过盛于内，反而外见浮热、口渴、手足躁动不安、脉洪大等假热症状。但患者身虽热，却反而喜盖衣被；口虽渴而饮水不多，喜热饮或漱水而不欲饮；手足躁动，但神态清楚；脉虽洪大，但按之无力。

[2]沍（hù，互）寒：严寒冻闭的景象。

【提要】论阴毒证治。

【精解】阴毒包括两种，其一为仲景《金匮要略》所述，据王安道等医家的观点，其所述阴毒为"天地恶毒之气，入于阴经"，疾病性质仍然是热毒，但侵犯部位为阴经，临床表现仅有面目青一条属阴证，身痛、咽喉痛皆属热毒，故治疗采用升麻鳖甲汤去雄黄、蜀椒。其二为感受寒邪所致的寒毒证，寒极反见大热躁渴，同时有四肢逆冷、额上手背冷汗、脉细等阴寒证的表现。治疗则以温阳散寒为主，用附子散或人参三白汤合四逆汤。

周氏附阴阳毒两篇，显然是认识到温毒属温病讨论范畴，但又与一般的温热类温病有别，故作为附篇讨论。

【医案举隅】

一、升麻鳖甲去雄黄蜀椒汤

升麻鳖甲去雄黄蜀椒汤是临床常用方，现代研究显示本方具有抗炎、镇痛、解热、促进红细胞及血红蛋白恢复、增强机体免疫能力等作用，可用于治疗毒血症、败血症、红斑狼疮、白血病、再生障碍性贫血、血小板减少性紫癜、荨麻疹等疾病。

妊娠瘾疹

患者，女，34岁。2006年12月22日初诊。

[病史] 妊娠45天，寐中浑身瘙痒8天，搔抓时起疹，疹色红，时隐时现，偶有恶心呕吐痰涎，口甘，二便正常。舌淡红，苔薄白，脉细。

[治法] 凉血化瘀，和胃降逆。

[方药] 升麻鳖甲去雄黄蜀椒汤合二陈汤（《和剂局方》）加味：升麻9克，当归6克，甘草6克，鳖甲10克，半夏10克，陈皮10克，茯苓10克，藿香6克，佩兰10克，砂仁（冲）5克。4剂。

二诊（2006年12月25日）：服药之后，瘾疹及恶阻、呃逆均见减轻。B超示宫内活胎7周余，舌脉如上。中药守上方加蝉蜕5克，4剂。

三诊（2006年12月30日）：瘾疹瘙痒消失3天，昨晚身上微痒，恶阻续减，舌脉如上。中药守上方续进5剂。

此后随访1个月，瘾疹未再发生。

马大正编著. 妇科证治经方心裁［M］. 北京：人民卫生出版社，2007：516.

按语： 升麻鳖甲去雄黄蜀椒汤是治疗"阴毒之为病，面目青，身痛如被杖，咽喉痛"的方剂。王安道说："仲景虽有阴毒之名……非阴寒之阴，乃感天地恶毒其气入于阴经，故曰阴毒耳。"可见阴毒是感于外界邪气而发的一种疾病。陈修园称方中"君以升麻者，以能排气分解百毒""鳖甲禀坚刚之性，当归具辛香之气，直入厥阴而通气血，使邪毒之侵于荣卫者，得此二味而并解""甘草气味甘平，解百毒"。可见升麻鳖甲去雄黄蜀椒汤具有凉血化瘀的作用。

该案为妊娠瘾疹瘙痒不愈，疹色鲜红且每发于夜时，此乃风侵于阴血，血分有热之象。中医素有"治风先治血，血行风自灭"之说，故案中用升麻、甘草清热凉血，鳖甲、当归活血消风，加二陈汤、佩兰、藿香、砂仁，以化痰湿和胃。一诊症退，二诊加蝉蜕，既可助疏风之力，又可疗恶阻；《常见病验方研究参考资料》即用蝉蜕 3 克，烧灰调开水服，三诊瘾疹瘥。

二、附子理中汤

附子理中汤是临床常用方，现代研究显示本方具有调节胃肠道运动、增强体力和抗寒能力、镇痛、提高免疫力等作用，用于胃及十二指肠溃疡、各种腹泻、慢性盆腔炎、小儿多涎症、胃脘疼痛、痛经、手足不温等病属于脾胃虚寒证候者。

（一）胃肠型感冒

患者，男，30 岁，在广东佛山工作。

[病史]夏初西瓜上市之际，晚饭后食冰镇西瓜半个，半夜开始出现头痛发热，恶寒，全身酸痛，咽痛咽痒，咳嗽，腹泻，起床后即到当地医院就诊，医院诊为胃肠型感冒并扁桃体发炎，给予静脉滴注以消炎等，具体用药不详。当天静脉滴注完后症状没有减轻，当晚头痛加重，呈欲裂之状，无法入眠，每2~3 小时腹泻 1 次。静脉滴注 3 天后症状丝毫未减，遂转诊于中医，诊为风温感冒，处以桑叶、菊花、银花、连翘、牛蒡、荆芥、薄荷等发散解表药。服药当晚，咽痛咽痒似有减轻，但头痛、腹泻未减，而且似有加重之势，平均每 2个小时腹泻 1 次。次日，遵医嘱再服药 1 剂，症状依然如故。

患者痛苦无奈，无法工作，遂求诊于笔者。自述头痛欲裂，不能入寐，发热恶寒，全身乏力酸痛，咽痛咽痒，咳嗽，大便每 2 小时 1 次，如水状，内有未消化食物，小便如常，双侧扁桃体红肿如桃，吞咽困难。

[诊断]笔者认为此病因贪食寒凉而起，西瓜性凉，为解暑之物，经冰镇之后变成极寒之品，多食之后损伤脾胃阳气，导致卫阳也受影响，因此卫外不固，外邪侵表而致感冒；中焦受损，枢转不利，致相火不降，逆升而至咽喉红肿疼痛发痒，逆冲而上，致头痛欲裂；中阳不足，脾气不升，不能腐熟水谷，致水谷同下，发为泄泻。证属中焦阳气不足，兼有外感。

[方药]附子理中汤：附子 30 克，党参 15 克，白术 15 克，干姜 15 克，炙甘草 15 克。嘱咐当晚煎服。

患者次日一早来电说，晚上服药后即上床，不知何时已安然入睡，起床后症状若失，尚觉微乏，喜不胜收。为巩固疗效，嘱咐再服 1 剂，米粥调养即可。其后反馈，服药后恢复如初，体健如常。

韩平武. 附子理中汤治胃肠型感冒 [N]. 中国中医药报，2011-07-07（004）.

按语：本案虽为感冒，但不同于一般的外感，其病因于中焦受损而致卫阳不足而感邪，西医不考虑其起病原因，只对症处理，因此症状没有减轻。转诊中医后，前医以风温外感而治，运用发散之药后，促使阳气外散，加重其本身阳气的损伤，因此头痛、腹泻等症状加重。治疗应抓住其中焦阳气不足，枢转不利，相火不降的矛盾。笔者之所以用附子理中汤，一方面温运中焦的同时，用附子温补下焦，以促使下焦相火能化生中焦之土；另一方面，下焦温暖也有助于对上逆之相火的摄纳。

（二）流涎不止、五更泻

患者，女，34 岁。2008 年 11 月 15 日初诊。

[病史]患者夜间流涎 2 年余，加重半年，晨起枕巾约 1/8 湿透，且五更时分，腹部不适，肠鸣即泻，泻后则安，大便不成形，呈糊状，夹有不消化之物，无黏液，无脓血，每日 1 次。平素畏寒肢冷，时有胃脘隐痛，夜尿 2 次。舌胖嫩，苔白滑，脉沉，右关及两尺弱。

[诊断]辨证属脾肾阳虚，气虚不固。

[治法]温补脾胃，固摄调理。

[方药]予以附子理中汤加减：附子（先煎 4 小时）30 克，党参 15 克，炙甘草 6 克，炒白术 15 克，干姜 15 克，诃子 9 克，黄芪 30 克。14 剂。常法煎服。

服药后流涎明显减少，大便已成形，夜尿减为 1 次。上方改为丸药，长期调理。随访至今，诸症未犯。

王亚军，李宝珍，张晶倩，等．全小林运用附子理中汤治疗胃肠病症验案 4 则［J］．江苏中医药，2011，43（01）：51-52.

按语：《素问·至真要大论篇》言："诸病水液，澄澈清冷，皆属于寒。"《灵枢·口问》篇："中气不足，溲便为之变。"涎为脾液，脾胃虚寒不能化津濡养脏腑而凝聚成涎。脾寒则利，脾肾阳虚，肾失气化，摄纳无权则夜尿频多。脾气亏损，气虚及阳，脾胃虚寒而至五更腹泻，需温阳益气，补土制水。附子理中汤温补脾肾之阳，脾肾兼顾，加诃子固涩止泻，诃子酸涩苦温，入肺、胃、大肠经。据研究，诃子含有大量鞣质，有很强的收涩作用，是治久泻不止的良药。加大剂量黄芪，以益气健脾；且黄芪有增强细胞、体液及非特异免疫功能的作用，可抑制致病菌的生长，有利于肠道正常菌群的调整。患者年轻且病程尚短，服用 14 剂即药到病除。为求根治，改用丸药缓图，得以彻底治愈。

夏热病论

【原文】周禹载曰：冬伤于寒，夏必病热。则是热病与春温对峙，而非夏时所感之热也。乃嘉言《尚论》天之六气，春、秋、冬各主一气，独夏月兼主三气，谓为痉湿者，此仍是气感之证，而非伏藏之寒，至夏始发之热也。故人素有伏气将发，复感湿者言之。若但病痉湿，不得即谓之热病也。故热病自内发出，不论兼见何经，必由阳明，并无表证。其有表者，必外受风邪，不得遽[1]投白虎，亦必先撤外邪，而后本汤可用，此亦先表后里之法也。

又曰：热病即伏寒也。彼冬伤于寒，发于春为温病，发于夏为热病。何彼发于春，此发于夏耶？盖感之轻重不同，人之强弱亦异，而触发亦异。有因饥饱力役者，有因房室劳伤者。故春时虽行风木之令，使气血不致大亏，感触亦有先后，不即发也。至夏则阳气尽泄，火令大行，正属湿土寄旺，尔时邪乌肯伏，故其发源，皆自少阴。热病由出之途自阳明，温病由出之途自少阳，虽所合之经不一，要不离乎阳明、少阳者，各因时令之气也。但为日既迟，为热愈炽，此仲景所以用石膏升凉胃热，以知母荡涤肾伏，用甘草、粳米维持中气也，名汤曰白虎者。白属金属凉，风从虎，且猛，人逢闷热烦躁，无可奈何之际，忽然狂风荐至，偃草[2]扬波，火轮火树，不顿成清凉世界而称快乎！

【注释】

［1］遽（jù，巨）：急，仓猝。

［2］偃草：风吹草倒。《晋书·索靖传》："举而察之，又似乎和风吹林，偃草扇树。"

【提要】论夏热病的病因、发病及治疗思想。

【精解】周氏以伏气论温病，认为冬季伤寒，感而既发者为伤寒；邪气潜伏至春季，发于少阳者为温，周氏将其命名为"春温病"；潜伏至夏季，发于阳明者为热，周氏将其命名为"夏热病"。这样的理论框架是理想化的，在一定程度上也符合温热病的发生规律，但温热类疾病并非一定遵循"春温、夏热"的规律，侵犯部位也不一定春季发于少阳、夏季发于阳明，随时有传变的可能，其发生、发展、传变是动态的。周氏以白虎汤为夏热病核心方，把握住了治热以寒的基本规律，也发现了温病与伤寒不同这一基本问题，可惜未能建立完善的温病理论体系，但其对温病理论的发展也做出了应有的贡献。

热病方四道

【原文】白虎汤　白虎加人参汤　栀子豉汤　猪苓汤（方俱见前）

【提要】汇总本卷正文出现的治疗热病诸方。

附　集方一十八道

【原文】

通解散

麻黄（去节，酒洗）　石膏（碎）　滑石　黄芩（各二两）　苍术（四两，去皮，泔水浸，炒）　甘草（一两五钱，炙）

上为末，每服半两，加姜三片，水煎温服取汗。陶节庵方加羌活、川芎、葱白、香豉。

葱白香豉汤

葱白（七茎，连须）　香豉（一合，勿炒）　生姜（一片）

上三味，水煎，日三服，覆取微似汗，不汗加苏叶。

双解散　承气汤　凉膈散　天水散 即益元散，四方俱见前

竹叶石膏汤

竹叶（二把）　石膏（一斤）　麦门冬（一升，去心）　人参（三两）　半夏（半升，洗）甘草（二两，炙）　粳米（半升）

上七味，以水一斗，煮取六升，去滓。内粳米，煮米熟汤成。去米温服一升，日三服。

黄连解毒汤 方见前

白虎加苍术汤 即前白虎汤加苍术二两

十味香薷饮　清暑益气汤 二方见后暑病

金匮升麻鳖甲汤

升麻（二两）　鳖甲（手指大一片，炙）　当归（一两）　甘草（二两）　雄黄（半两，研）蜀椒（一两，炒去汗）

上六味，以水四升，煮取一升，顿服之。老小再服取汗。阴毒去雄黄、蜀椒。

阳毒升麻汤

升麻　犀角（各一钱半）　射干　黄芩　人参　甘草（各一钱）

上水煎温服。温服。温覆。手足汗出则解，不解再作。

阴毒甘草汤 即前升麻鳖甲汤去雄黄蜀椒加桂枝

犀角黑参汤 方见前

附子理中汤

人参　白术　甘草（炙）　干姜（各三两）　附子（一枚，炮）

上五味，以水八升，煮取三升，去滓，温服一升，日三服。

附子散

附子（七钱五分，炮）　桂心　当归　白术（各五钱）　干姜（炮）　半夏（各二钱五分，洗）

上为散，每服三钱，加生姜三片，水煎温服，暖覆取汗，不汗再服。

人参三白合四逆汤

人参（二钱五分）　白术（蒸炒）　白茯苓　白芍药（各一钱五分）　生姜（三片）　大枣（三枚，去核）　干姜　附子（炮）　甘草（各一钱，炙）

上九味，水煎，冷服。

【提要】汇总本卷附篇所列方十八首。

【精解】热病卷正文后列附篇，包括夏热集补证治并方、湿温、阳毒发斑、阴毒发斑、夏热病论五篇，每篇中有论有方，但由于是附篇，故仅存方名。此处将各方的组成及用法详列，以补前文不足，可前后相互参看。

【医案举隅】

竹叶石膏汤是临床常用方，现代研究显示本方具有解热、消炎、抗菌、抗毒、镇吐等作用，临床常用于治疗流脑后期、夏季热、中暑等余热未清、气津两伤者。

（一）流行性出血热

患者，男，9 岁。

［病史］因发热、头痛、眼眶痛、腰痛并恶心、呕吐、尿少 2 天入院。诊断为流行性出血热（发热期）。西医经过抗感染、抗休克、利尿及对症支持治疗，患者渐进入低血压、少尿期和恢复期，尿量仍然较少，尿常规及肾功能检查均未恢复正常。患者仍感发热、头痛、眼眶痛、腰痛并恶心、呕吐、尿少，用西药对症治疗，症状无改善。邀余会诊，诊见精神萎靡，恶心，烦渴引饮，饮则欲吐，欲呕无物，似饥而不欲食，口燥咽干，大便干结。

［诊断］系热病重伤阴，胃阴不足。

［治法］滋养胃阴，降逆止呕。

［方药］竹叶石膏汤加芦根15克，生地10克，金银花15克，天花粉10克，白茅根 30 克。每日 1 剂。

连服 3 剂后症状缓解，无发热，精神、食欲明显改善，尿量增多，进入恢复期。

王建敏. 竹叶石膏汤儿科临床应用举隅［J］. 浙江中医药大学学报，2009，33（06）：856-857.

按语：流行性出血热发热期即用竹叶石膏汤加清热解毒、凉血救阴的药物，似可促使本病不经低血压和少尿期的顺序传递，或缩短发热期而进入多尿期；或在低血压少尿期经积极治疗即进入多尿期或恢复期。在应用竹叶石膏汤的同时，对于危重患者，配合中、西药综合治疗，纠正水、电解质紊乱及酸碱失衡，亦非常必要。

（二）急性支气管肺炎

患者，女，12岁。1998年12月6日初诊。

［病史］咳嗽15天，发热2天。患儿缘于入院前15天无明显诱因出现咳嗽，为阵发性，痰多难咳出，晚上加剧，无气促、发绀，就诊于当地地区医院（具体诊治不详），无好转。于入院前2天出现发热，体温38.6℃，不规则热，无呕吐，无腹痛、腹泻，无头痛，服退热药后热退（具体不详）。今为求进一步诊治，遂就诊于我院门诊，门诊查血常规：白细胞11.5g/L，中性粒细胞0.72，淋巴细胞0.28，血红蛋白123g/L，血小板200g/L，拟"急性支气管肺炎"收入院。X线片检查示：两肺纹理增粗。西医诊为急性支气管肺炎。经静脉滴注抗生素及止咳化痰药7天，效果不明显，邀余会诊。诊见精神萎靡，咳嗽伴气促鼻煽，喉间痰鸣，食欲不振，口干渴，日渐消瘦。舌红，苔薄黄，脉细数。

［诊断］证为热邪闭肺，气津两伤。

［治法］清肺生津，益气和胃。

［方药］拟竹叶石膏汤加蝉蜕9克，红花5克，地龙10克，麻黄6克，苦杏仁9克，虎杖10克。

2剂后症情明显好转，热退，气促鼻煽消失，咳喘减轻，食欲转佳。守方继续服用3剂，病愈。

王建敏. 竹叶石膏汤儿科临床应用举隅［J］. 浙江中医药大学学报，2009，33（06）：856-857.

按语：该患者为热邪闭肺，气阴两伤，故投以竹叶石膏汤清肺经之邪热；人参、麦冬益气养阴，配合蝉蜕、红花、地龙、麻黄、苦杏仁、虎杖清热宣肺，平喘止咳。诸药合用，切中病机，药到病愈。

卷三

暑病方论

【原文】太阳中暍，发热恶寒，身重而疼痛。其脉弦细芤迟，小便已洒洒然毛耸[1]，手足逆冷，小有劳身即热，口开前板齿燥。若发其汗，则恶寒甚，加温针则发热甚，数下之则淋甚。

赵注：此证属阴阳俱虚。脉弦细者，阳虚也。芤迟者，阴虚也。所以温针复损其阴，汗之复伤其阳。惟宜甘药补之，以解其热耳。即《灵枢》所谓阴阳俱不足，补阳则阴竭，补阴则阳脱，可以甘药。因是知白虎汤中石膏之甘寒，粳米、甘草之辅正，人参之益元，为的对之药矣。虽知母之苦寒，为除足阳明及手太阴气分之热，并可益肾，以除烦躁耳。舍此其谁与归？

【注释】

[1]洒洒然毛耸：形容小便后洒渐寒战的样子。

【提要】出自《金匮要略·痉湿暍病脉证治第二》第25条，论中暍的主要脉证及其误治的变证。

【精解】发热恶寒为太阳主证，暑邪挟湿，故见身重疼痛。暑易耗气伤津，气津亏虚则见弦细或芤迟之脉。对于"小便已洒洒然毛耸"的理解，一般认为太阳内合膀胱，外合皮毛，小便后热随尿失，一时阳气虚馁，而出现形寒毛耸。阳虚不温四肢则手足逆冷；稍有劳则阳气外浮而身热，口开气喘；阴津内耗而失润，则前板齿燥。这些症状的描述看似杂乱，但只要把握住暑必挟湿、暑热耗气伤津等暑邪致病的病机特点，即可在临床中做出正确判断。总体

73

而言，证属虚实夹杂，既有暑热未除，兼夹湿邪为患，又有津气耗伤，因此关键在于把握邪实与正虚之间的主次关系与进退变化。治疗之法宜清热祛湿、益气生津，以耗气为主者可选东垣清暑益气汤；以津伤为主者，可考虑王孟英清暑益气汤。《金匮玉函要略述义》主张在补润方中加香薷，亦可参考。此时如果妄用发汗、温针、攻下等方法，进一步损伤正气，温针又助暑热，则变证丛生。

【原文】太阳中热者，暍是也。汗出恶寒，身热而渴，白虎加人参汤主之。（方见前）

周注：赵氏引成注一段，因表里不明，足以惑疑后人，故删之。赵云：此证为令火[1]之气酷其金，肺主气者也，肺伤则气虚，然太阳膀胱属水，主表，肺金之子也。母虚而子亦不足，卫虚表不足，由是汗出、身热、恶寒。《内经》曰：心移热于肺，传为膈消。膈消[2]则渴也，皆相火伤肺之所致，此可知其要在救肺也。石膏虽能除三焦火热，然仲景名白虎者，为石膏功独多于清肺，退金中之火，是用为君；知母亦就肺中泻火，滋水之源，人参生津液，益所伤之气而为臣；粳米、甘草补土以滋金，为佐也。愚按冬月有寒，则能伤人，名中寒。夏月有热，亦能伤人，名中热。此是外来之热，故曰中。非即伏寒发出，夏必病热之热也。然而同用白虎者，总以所伤在气，则所主在金，所病在热。生金者土，金生者水，金病则我母我子[3]俱病，故与伏气之在少阴，发出之由阳明者无异。要皆并主一汤，全不因冬月之伏，与夏月之中为二义也。又全不以伏气之渴，与今病之渴为稍异，而必主人参也。呜呼！圣人于此有意立方，无心表异。以千古之前，自有此理，万世之下，自有此悟。不意今之学人，不知冬月伏气，与暑月中热，同治之旨，反当以此汤治伤寒，每至投而辄毙，光与盖落，反疑圣人有未尽善者，何可胜悼。

【注释】

[1] 令火：时令之火。

[2] 膈消：消渴病的一种，病位在肺，刘完素认为其又称"上消"。

[3] 我母我子：按五行归属，脾属土，肾属水，肺属金，此处主病在肺，"我母"指脾，"我子"指肾。

【提要】出自《金匮要略·痉湿暍病脉证治第二》第26条，论伤暑偏于热盛的证治。

【精解】"暍"，《说文》："伤暑也。从日，曷声。"暑热熏蒸则汗出、身热，伤津则口渴，汗出过多，腠理开泄，则见恶寒。本证暑热伤津，以热为主，故以白虎汤为基础，加人参益气生津。此条应注意两点，第一要区别恶寒的原因，太阳伤寒由于寒邪束表，阳气被遏，不能温煦，故发热而恶寒；本证则因腠理开泄而见恶寒，与桂枝汤证的恶风类似，但桂枝汤证虽然恶风，却身不甚热，口不渴，无本证热盛伤津的各种表现。第二是不要受"暑多夹湿"的影响，本证以暑热为核心，并无夹湿表现，因此治疗时应首先抓住主要矛盾，仍以清暑热为主。

【医案举隅】

白虎加人参汤具有有清热、益气、生津之功，临床治疗发热、汗证、风温、湿温、中暑等疗效显著，辨证施治，应用广泛。

（一）风温呕吐不食

赵印龙，邑北境许孝子庄人，年近三旬，业农，于孟秋得风温病。

病因：孟秋下旬，农人忙甚，因劳力出汗过多，复在树荫乘凉过度，遂得风温病。

证候：胃热气逆，服药多呕吐。因此屡次延医服药，旬余无效。及愚诊视，见其周身壮热，心中亦甚觉热，五六日间饮食分毫不进，大便数日未行。问何不少进饮食？自言有时亦思饮食，然一切食物闻之皆臭恶异常，强食之即呕吐，所以不能食也。诊其脉弦长有力，右部微有洪象，一息五至。

处方：生石膏（捣细）90 克，生赭石（轧细）30 克，知母 24 克，潞党参 12 克，粳米 9 克，甘草 6 克。共煎汤 1 大碗，分 3 次温服下。

效果：将药 3 次服完，呕吐即止。次日减去赭石，又服 1 剂，大便通下，热退强半。至第 3 日减去石膏 30 克，加玄参 18 克，服 1 剂，脉静身凉，而仍分毫不能饮食，憎其臭味如前。愚晓其家人曰：此病已愈，无须用药，所以仍不饮食者，其胃气不开也。胃之食物莫如莱菔，可用鲜莱菔切丝，香油炒半熟，而以葱酱作汤，勿过熟，少调以绿豆粉俾服之。至汤作熟时，病人仍不肯服，迫令尝少许，始知香美，须臾服尽两碗，从此饮食复常。

张锡纯. 医学衷中参西录［M］. 北京：人民卫生出版社，2006：1146-1147.

按语：即此脉症相参，知其阳明腑热已实，又挟冲气上冲，所以不能进食，服药亦多呕也。欲治此证当以清胃之药为主，而以降冲之药辅之。则冲气不上冲，胃气亦必随之下降，而呕吐能止，即可以受药进食矣。此方乃白虎加人参汤又加赭石，为其胃府热实故用白虎汤，为其呕吐已久故加人参，为其冲胃上逆故又加赭石也。

（二）消渴病

患者，男，16 岁。

［病史］消渴证，烦渴多饮，口舌干燥、神疲、消瘦。舌边尖红，苔黄燥，脉洪数。

［方药］白虎加人参汤加味：生石膏 60 克，知母 12 克，甘草 4.5 克，人参 9 克，粳米 9 克，生地黄 18 克，天花粉 15 克，鲜石斛 15 克，芦根（鲜）3 尺（30 克）。

上方服用 5 剂后，烦渴减轻，后以原方（以党参、北沙参代人参）加减，服至 50 剂，消渴痊愈。

王琦. 经方应用［M］. 银川：宁夏人民出版社，1981：244-245.

按语： 病症结合可辨为肺胃热盛，津气两消之上消证，治宜清热生津，故用白虎加人参汤。

（三）多汗症

患者，男，41 岁，经理。2004 年 12 月 20 日初诊。

［病史］患者因呃逆来诊，情绪紧张则频繁呃逆。多汗，自述每吃一顿饭，就会全身出汗，如同从水中捞出来一样，头面出汗更甚，渴欲饮水。脉滑数有力而浮，舌红赤，苔黄白相兼。患者认为，在应酬场合，出汗比打嗝更难为情，希望先治疗多汗。

［诊断］自汗出、口渴属于典型的白虎加人参汤证，呃逆由火逆上气所致，系麦门冬汤证，用此两方加减。

［方药］生石膏（先煎）45 克，知母 10 克，炙甘草 8 克，粳米 30 克，生晒参 5 克，清半夏 15 克，麦冬 30 克，竹茹 30 克。7 剂。

二诊（2004 年 12 月 27 日）：服药后汗出顿减，打嗝也随之减少，继续用上方 7 剂，多汗痊愈。改用半夏泻心汤法继续调治呃逆。

陶御风，史欣德. 皕一选方治验实录［M］. 北京：人民卫生出版社，2011：242.

按语： 本案中焦热盛，津液亏虚故而饭后自汗，渴欲饮水。治疗应以清热生津为主，故用白虎加人参汤。

【原文】太阳中暍，身热疼重，而脉微弱，此以夏热伤冷水，水行皮中所致也。一物瓜蒂汤主之。

一物瓜蒂汤

瓜蒂（二七个）

上剉，以水一升，煮取五合，去渣，顿服。

周注：脉虚，身热，得之伤暑。今身热脉微弱者，暍也。身体疼痛者，水也。夏因暑热，以水灌洗而得，一物瓜蒂汤吐之。常观仲景暍病惟出三证，岂偶然哉？举其端为万世准绳。一者明其表里俱虚；一者言其暍中表之热；而此言水邪郁令火而成中暍也。若邪郁令火，比类而推其因，殆有不可胜言。如取风凉者，感雾露者，食生冷者，素有积热者，阴血素虚不胜大热者，宿邪感而动者，处阴地者，凡此之类，皆足以郁其令火，为中暍之由。或轻、或重、或表、或里、或虚、或实，随症发现。若论治邪退热，较量权衡，何可一言尽哉？诸集类方论，徒多其证，聚其方，未有明言其脉症，属于何因？害于何经？用何药为君以主之？何药为臣以佐之？苟不潜心仲景书者，吾未信其泛然方证果切病情否也。瓜蒂，《本草》谓其主胸腹邪气，皆吐下之。此以夏月伤冷水，水行皮中，而皮中者，岂非属表，何乃用是药去胸中之水乎？盖形寒饮冷则伤肺，皮乃肺之合，胸中又肺之部，内外相应。且瓜蒂又治四肢浮肿，下水而冷，水之在皮中者，不惟灌洗得散，而饮冷所伤者，亦得散于皮中。故两者皆得而用之。

喻嘉言合论白虎加人参汤、瓜蒂汤二方云：《金匮》治暍病，止出二方。一以白虎加人参专治其热，以夏月之热淫，必僭而犯上，伤其肺金，耗其津液，用之以救肺金，存津液也。孙思邈之生脉散，李东垣之清暑益气汤，亦既祖之矣。一以瓜蒂汤专治其湿，以夏月之湿淫，上甚为热，亦先伤其肺金。故外渍之水，得以聚于皮间。皮者，肺之合也。用以摘其胸中之水，或吐或泻而出，则肺气得以不壅，而皮间之水，得以下趋也。何后人但宗仲景五苓散为例，如河间之通苓散，子和之桂苓甘露饮，非不得导湿消暑之意，求其引伸瓜蒂汤之制，以治上焦湿热而清肺金，则绝无一方矣。抑知无形之热，伤其肺金，则用白虎加人参汤救之。有形之湿，伤于肺金，则用瓜蒂汤救之，各有所主也。

【提要】出自《金匮要略·痉湿暍病脉证治第二》第27条，论伤暑挟湿证治。

【精解】条文后半段已经提到了病因，即夏月伤冷水，夏月感受暑热之邪，又因贪凉，被冷水所伤，形成暑热挟湿证候，故身热与疼、重并见。湿阻脉道，故脉象反见微弱，而非滑数，方用一物瓜蒂汤。对于本方的瓜蒂，一般认为是涌吐药。《本经》："主大水，身面四肢浮肿，下水，杀蛊毒，咳逆上气，及食诸果，病在胸腹中，皆吐下之。"《本草纲目》："吐风热痰涎。治风眩、头痛、癫痫，喉痹，头目有湿气。"其实瓜蒂的作用重在逐水湿，不仅吐下一途。

身热疼重一症，显然是湿与热在肌腠之中，从汗而解方合医理。因此《金匮要略直解》："此证先中于热，水气留于腠理皮肤之中，则身热疼重也。与瓜蒂汤以散水气。"曹颖甫《金匮发微》中记载顾五郎案，患者酒醉口渴，吃井水浸香瓜五六枚，卒然昏倒，诊时见患者默默不语，身重不能自转侧，脉微弱，予香瓜蒂四十余枚，煎汤进之，入口不吐，睡后遍身微汗，醒来诸症悉愈。故瓜蒂除水湿的作用还是比较可靠的，至于是否导致呕吐，还需审慎对待。

【医案举隅】

现代研究表明，瓜蒂中提取的总葫芦素类化学物质具有催吐作用，也可用于治疗原发性肝癌和肝炎。一物瓜蒂汤具有通过探吐以发越郁遏之阳气，散湿清暑的功效，临床用于治疗暑邪伤表等外感热病、痰涎引发的多种疾病如哮喘、乳房结块、黄疸型传染性肝炎、重症肝炎，精神神经性疾病如神经衰弱、癔病、癫痫、精神分裂症等有较好疗效。

（一）癫狂

患者，男，59岁，干部。

［病史］因平素性情暴躁，更加思虑过度，经常失眠，后遂自言自语，出现精神失常状态，有时咆哮狂叫，有时摔砸杂物，嬉笑怒骂变幻无常，月余后渐至见人殴打，因此将其锁闭室中，不敢令其出屋。百般医疗，均无效果，邀余治疗。古人对精神错乱的认识，谓系痰涎蒙蔽清窍，须用涌痰之剂，使痰涎涌出，方能有效，余遂疏瓜蒂散与之。

［方药］赤小豆30克，瓜蒂10克，豆豉10克。煎汤顿服。

连服2剂，共呕吐痰涎3次，毫不见效。后因锁开乘机蹿出，竟将邻人殴伤并将所有杂物尽行砸碎，因此家人苦闷无法维持，故一再强余设法治疗。遂又以大剂瓜蒂散与之。

［方药］赤小豆30克，瓜蒂20克，豆豉20克。煎汤顿服。

服后隔半小时即开始作呕，连续两昼夜共呕吐20余次，尽属黏液。自呕吐开始便不思饮食，1日后现周身困顿不欲活动，困睡至第3日忽然清醒。后以豁痰通窍安神之剂，调理而愈。

陶御风，史欣德. 皕一选方治验实录［M］. 北京：人民卫生出版社，2011：252.

按语： 此案证属寒痰壅塞胸膈，治宜涌吐寒饮结满，故用瓜蒂散吐之。

（二）慢性乙型肝炎

患者，男，35岁，农民。1997年3月20日来诊。

［病史］乙型肝炎4年，因呕恶、腹胀、厌油腻、纳少、肝区痛而就诊。

刻诊：精神不振，皮肤和巩膜发黄，肝右肋下二横指，压痛明显，脾左肋下三横指，无压痛，腹水征（－）。舌质红，苔黄厚，脉弦滑稍数。肝功：ALT 280U/L，TBiL 108.6μmol/L，乙肝表面抗原（＋），核心抗体（＋），e抗原（＋）。

［治法］以瓜蒂散喷鼻。

治疗 1 个月，纳食即增，体力渐复，治疗 2 个月诸症悉除，查肝功 ALT、TBiL 降至正常，HBsAg（－），肝脾已回缩至正常范围，随访 1 年未反复。

郑传运. 瓜蒂散喷鼻治疗慢性乙型肝炎 60 例［J］. 中医外治杂志，2002，（01）：15.

按语： 此案证属湿热瘀阻，治疗宜去湿热，消黄疸。方用瓜蒂散外用，使得邪去而不伤正。

脉理

【原文】周禹载曰：夏日暑湿交蒸，人多中暑，症与热病相似，首宜以脉辨之。夫热病之脉必盛，中暑之脉必虚。盖寒伤形而不伤气，所以脉盛。暑伤气而不伤形，所以脉虚。然又有弦细芤迟之脉者何也？人当暑月必多汗，汗多则脉虚，此其常也。守真曰：热为阳中之至阳，以热伤气，则汗自出，病虽为热，脉不能实，而反虚弱也。若汗出当风，闭其汗孔，则风与汗湿留泊肌腠，脉故弦细。或虚风不作郁热，表虚仍自汗出者，脉必芤迟也。统而言之曰虚，分而言之曰弦、细、芤、迟。其不以浮大之脉，混入虚脉之中，称为暑病之脉也。

张凤逵[1]曰：刘复真[2]云，暑脉虚而微弱，按之无力。又脉来隐伏、弦、细、芤、迟，皆暑脉也。脉虚身热，得之伤暑。中暍脉虚而微者是也。寒病传经，故脉日变，温热不传经，故脉不变。寒病浮洪有力者易治，芤细无力者难治，无脉者不治。若温热则不然，温有一二部无脉者，暑热有三四部无脉者，被火所逼勒而藏伏耳，非绝无也。于病无妨，攻之亦易。医人一切惊走，不知照经用辛寒药，火散而脉起，脉起而病愈，徒骇何益乎？要在辨之详耳。盖温热病发在一二经，始终止在此一二经，更不传递别经者，其一二经或洪数，则别经弱且伏。依经络调之，则洪者平，伏者起，乃愈征也。昔在万历丁未[3]三月间，予寓京师，备员太仓库差。忽一日吏部同乡刘蒲亭驰报曰：病剧求救。予就其寓，吏部同僚诸公环守之，已备后事。谵语捻衣，不寐者已七八日。御医院吴思泉，名医也，偕医数人治之。予诊其脉，止关脉洪大，其余皆伏，乃书方竹叶石膏汤。诸公皆惊曰：吴等已煎附子理中汤，何冰炭如是？予诘之。吴曰：阳证阴脉，故用附子。予曰：两关洪大，此阳脉也。其余经为火所伏，非阴脉也。吴厉声相争，予亦动色自任。诸公从之。一剂甫[4]时，即止谵语，就寐片时。予视其脉，已洪者平而伏者起。诸公相视曰：此真张仲景也。又用辛凉药调理痊愈。脉证有相合者易知，有相左者难知，脉明而后可以辨证，证真而后可以施药，要在虚心细察，不可执已见，而以百药尝试，令命在反掌间也。慎之！慎之！

【注释】

［1］张凤逵：字元汉，明末医家，著有《伤暑全书》。

［2］刘复真：南宋江西庐山名医，名开，字复真。

［3］万历丁未：即1607年。"万历"为明神宗朱翊钧年号。

［4］甫：表示时间短，相当于"刚"。

【提要】论暑、热脉象虚实有异及其机制。

【精解】首段周氏论述的核心是"热病之脉必盛，中暑之脉必虚。"由于热病与暑病同属热性质疾病，因此在临床表现上有很多相似之处，因此通过脉象鉴别暑、热十分重要。总体而言，热多实证，因此脉象表现为滑、数、实、大者为多；暑病大汗之后，津气亏虚则脉弦细，进一步损伤正气，则会出现芤、迟等脉象。

第二段引张凤逵的论述，在进一步阐明暑脉多虚的基础上，提出了温热、暑热等疾病，由于邪气专在一经，导致脉象出现一部独盛，而余部深伏的情况，此时不要误认为虚寒证，不能用温热扶阳，反而要清热祛邪，暑热去后，伏脉自复。寸口脉法将两手分为六部，分别对应相应的脏腑经络，因此在寸口脉法中，有"独处藏奸"一说，即某一部的脉象与其他部明显不同时，该部对应的脏腑经络就是病位所在。如书中所举谵语案，患者脉象表现即为"关脉洪大，其余皆伏"，提示病变部位在中焦，属阳明病，脉象洪大提示实证，故用竹叶石膏汤清热生津。吴思泉等被尺寸诸部的伏脉所干扰，因此误以为虚寒证。

辨寒暑各异

【原文】张凤逵曰：暑证变幻无常，入发难测，不可寻思。彼暴中之激烈，扁鹊不及攦[1]指而投咀；久伏之深毒，长桑不能隔肤而见脏，最为难察而难救已！即寻常之感，亦难于知觉，非若伤寒之有定期定证可据可疗者。不拘表里，不以渐次，不论脏腑，冒暑蒸毒，从口鼻入者，直中心胞经络。先烦闷后身热，行坐近日，熏烁皮肤肢体者，即时潮热烦渴；入肝则眩晕顽麻，入脾则昏睡不觉；入肺则喘咳痿躄；入肾则消渴，非专心主而别脏无传入也。中暑归心，神昏卒倒，暑伤肉分，周身烦躁，或如针刺，或有赤肿。盖天气浮于地表，故人气亦浮于肌表也。冒暑入肠胃，腹痛恶心呕泻，伏暑即冒暑，久而藏伏三焦肠胃之间，热伤气而不伤形，旬日莫觉，变出寒热不定，霍乱吐泻，膨胀中满，疟痢烦渴，腹痛下血等。自入肝至此，采《医学入门》并主治法，皆以清内火为主，而解表兼之。寒之中人，乘其虚，暑则虚实并中，而实更剧。盖气血强盛之人，内已有伏火，加之外火炎炎相合，故焦灼为甚。经虚处，寒栖之，经实处，暑栖之。寒凌其弱，而暑亲其类也。又藜藿常被寒，惟膏粱独能御。若暑，则不问膏粱藜藿[2]，而咸能胜之侮之。虽广厦累冰，蕙质生粟，轻罗纨绮，泠泠玉树，一犯其烈焰，讵能却之乎？是以知暑气之毒盛于寒，乃古人专以寒为杀厉之气。而不及暑，何也？试观伤寒至七八日方危，暑病则有危在二三日间，甚至朝发暮殂，暮发朝殂，尤有顷刻忽作，拯救不及者，如暑风、干霍乱之类。然则暑之杀厉之气视寒尤甚，彰明较著矣。且暑证多歧，中热、中暍、中内、中外，甚者为厥为风，为癫痫。即发则泄泻、霍乱、干霍乱；积久后发，则疟疾、疮疡。种种病名，约有十余科，皆暑为厉，则杀厉之气，视寒岂少哉？除暴中暴发，久伏后发，不可度量。其余受发，亦有渐次焉。盖盛夏之时，热毒郁蒸，无论动得静得，其初入人也，不识不知，外之流火与内之阳气骤遇而争，阳气不服，先昏瞆倦疲，及火与气合，气不能胜，火力渐强，散为外热，烧灼不已，气耗而血枯，故燥渴、痞塞、腹痛诸恶症作焉。此其变化，或乍或久，人莫自觉，医家亦不能辨，至病深而后施治，故难速愈，宜早辨而早治之，则取效速而易愈。

【注释】

[1] 攭（lì，立）：折断。

[2] 膏粱藜藿：膏粱指饮食精美，藜藿指低劣的饮食，这里分别指代富贵与贫困之人。

【提要】论寒暑病因、发病、传变、证候等差异。

【精解】本节对寒、暑的区别进行概括性讨论，总体而言，暑病相对变化较多，传变迅速，证候较为复杂。在发病方面，张凤逵提出贫困之人感寒较多，富贵者生活条件较好，感寒相对较少，而暑病则不论贫富皆易受病。当前生活条件改善，防寒、防暑方法较多，又出现了新的问题，如夏季的空调病等，因此不必胶柱鼓瑟。新感暑邪从口鼻入，直中心包经络，之后可传其他脏腑经络，临床亦会出现相应脏腑功能异常的表现。暑邪发展迅速，短期内即可发展到急重阶段，且经常引起各种变化，如癫痫、泄泻、霍乱、干霍乱、疟疾、疮疡等，故治暑之书中，多将这些疾病附于暑后论述。

暑中二阳

【原文】中暍虽云太阳，然亦颇多阳明。汗大出，微恶寒，发热为太阳。面赤、大汗、烦渴、喘急为阳明。重者脉或洪大，昏瞆不省人事，有似热病，但忽轻忽重为异耳。太阳，五苓去桂加香薷，阳明，消暑丸。

【提要】论暑中太阳、阳明证治。

【精解】暑中太阳的特点是大汗、微恶寒，需与太阳伤寒鉴别；中阳明则一派热象，面赤、大汗、口渴、喘，重症会出现昏迷等情况。中太阳用五苓散去掉温性的桂枝，加解表祛暑之香薷。中阳明则用消暑丸，由半夏、生甘草、茯苓组成。两方明显传承《伤寒论》思想，从组方看均以祛湿为主，可能是考虑暑多挟湿的因素，但方中清热药明显不足。暑中太阳可考虑清络饮，中阳明则可用白虎加人参汤等。本书前文已有治法，可以参考。

常暑

【原文】平人偶然中暑，身热背恶寒，汗出口渴，烦躁闷乱，痰逆恶心。或吐泻转筋，小便闭涩，指头微寒，并宜五苓去桂，合益元散。

脾胃素虚之人，上焦不足，暑湿郁蒸，肢体困倦，头重心烦，饱闷喘促，如在烟雾。早晚则寒，日高则热，此气血俱虚也。宜清暑益气，或清燥汤选用。

暑天汗出过多，风犯汗孔，身体重痛，肢节麻瞀[1]，或渴，或不渴，或小便黄涩，此风郁汗湿，与暑相搏，宜益元散加葱头。

【注释】

[1] 瞀：木痛不仁。《灵枢·经脉》："甚则交两手而瞀，此为臂厥。"

【提要】论常暑证治。

【精解】此处常暑是指夏月感受暑邪而发的暑热病证，常即常规、平常之义，谓患者当令受邪，又无劳役、内伤、兼夹或伏邪等特殊情况，因此命名为常暑。书中列举三种类型，一是平人偶然中暑，除了身热、背痛、汗出、恶寒、口渴、烦躁等常见症状外，常见脾胃系统及膀胱兼症，如吐泻伤津而见转筋，或小便闭涩等。治疗总以清利为主，用五苓去桂加益元散。二是脾胃虚弱者，复感暑邪，表现出湿热困脾的症状，如肢体困倦、无饥饿感、潮热等，治疗采用清暑益气之法，可以考虑选用东垣清暑益气汤，或是清燥汤。三是暑天汗出当风，风与暑相搏，用益元散祛暑，加葱头散风。

【医案举隅】

一、益元散

现代研究表明，益元散能够治疗小儿神经性遗尿。益元散具有清暑利湿的功效，可用于治疗中暑导致的多种疾病。

暑证昏聩

张为诸生时，万历戊子夏，患暑证，热极气索，瞀然自昏愦。庸医以为内伤，或以为劳役，中折几不自持。医者汪韫玉适在旁，蹙然曰：心烦面垢，此暑证也。闻者皆骇其名。予于瞀中微解，依之服益元散，二剂而苏。仍调以苏薷饮，数剂而愈。

陶御风，史欣德. 皕一选方治验实录［M］. 北京：人民卫生出版社，2011：1080.

按语：患者夏月感受暑热患暑证，感暑热熏蒸而面垢，治宜清暑利湿，故用益元散为正治。

二、清暑益气汤

清暑益气汤有益气健脾、清热除湿的作用，主治脾胃元气虚损之人在长夏季节为湿热所伤而致的湿热内伤、脾胃气虚证。

低热伴自汗浮肿

患者，男，28岁，中学教师。1975年7月初诊。

［病史］患者于1975年1月，因发热心悸、肢面微肿，就诊于某医院，诊断为心肌炎，病因未明确，住院治疗2个多月，症状改善出院。但出院以后，持续低热不退（37.3~38℃之间），劳累即心悸易汗，早上面目微肿，下午足背亦肿。纳少乏味，胸腹觉闷，欲得温暖略舒。大便时溏，解不爽利，小便时黄。身困疲乏，气短懒言，面色微黄，下午即两颊赤热升火。脉浮细少力，苔薄腻，舌稍胖。

［方药］黄芪10克，太子参15克，白术10克，苍术10克，连皮茯苓15克，泽泻10克，焦神曲10克，陈皮5克，黄柏7克，青蒿10克，麦冬10克，五味子5克，广藿香10克。5剂。

上药服至 15 剂时，药效显著，症状日见改善，精神较振，脘腹宽舒，纳谷知味，大便亦转正，肢面肿减，低热亦渐退，体温在 37.5℃以下，心悸亦减少。

丁光迪著述；张文康主编. 中国百年百名中医临床家丛书 丁光迪［M］. 北京：中国中医药出版社，2001：190-191.

按语： 分析病情，证为气虚湿阻，心脾两伤。诸如气短懒言、身困疲乏、动则心悸易汗、面色微黄，都是心脾气虚之象。脾虚则生湿，暑天又多外湿，湿滞不化，则胸腹作痞、纳少便溏、肢面微肿等症亦相应而致。阳气不化，湿郁生热，必然出现低热，下午颊赤，小便时黄，这是东垣所谓"阴火上冲"。其脉浮细而少力，苔薄腻而舌稍胖，亦反映了上述病情。治以益气化湿，兼调心脾。时当夏令，用东垣清暑益气的方法。

三、清燥汤

清燥汤具有清肺润燥、健脾祛湿的功效，主治痿厥、瘫痪等。

痿证

一人形肥色黑，素畏热而好饮，年三十余。忽病自汗如雨，四肢俱痿，且恶寒，小便短赤，大便或溏或结，饮食亦减。医作风治，用独活寄生汤、小续命汤，罔效。

仲夏，汪视之，脉沉细而数，约有七至，曰：此痿证也。丹溪云：断不可作风治。经云：痿有五，皆起于肺热。只此一句，便知其治之法矣。经又云：治痿独取阳明。盖阳明，胃与大肠也，胃属土，肺属金，大肠亦属阳金，金赖土生，土亏金失所养，而不能下生肾水，水涸火盛，肺愈被伤。况胃主四肢，肺主皮毛，今病四肢不举者，胃土亏也；自汗如雨者，肺金伤也。故治痿之法，独取阳明而兼清肺经之热，正合东垣清燥汤。服百帖，果愈。

江瓘. 名医类案［M］. 北京：人民卫生出版社，1957：239.

按语： 患者辨证为痿证之肺经蕴热，治宜清解肺经之热，方用清燥汤。服后，热去而痿证愈。

动暑

【原文】远行劳役，大热而渴，阳气内伏，热舍于肾，为水不胜火。发热烦渴，气急喘促，日晡病减，此脾胃大虚也。宜补中益气去升麻，加麦冬、五味、茯苓、泽泻、黄连、黄柏之类，补益中兼清解渐愈。

农夫田野，及惯力役之人，过受燔灼，头角额痛，发热大渴引饮，脉洪，汗大泄者，急作地浆水，煎苍术白虎汤。

或年高及虚寒之人，不宜用寒凉者，竹叶石膏汤稍加熟附子温而行之。

或平昔阴虚多火，不可用温者，白虎加人参竹叶汤。酷暑之时，道途卒倒，汤药不便，恐气脱难治，急扶阴凉处，不可卧湿冷地，掬地上热土放脐腹上，拨开作窍，令人溺于其中，索生姜或蒜，捣汁，和童便，或热汤灌下，外用布蘸搨[1]，俟醒后用药。

【注释】

[1] 搨（tà，踏）：原义同"拓"。在刻铸有文字或图像的器物上，涂上墨，蒙上一层纸，捶打后使凹凸分明，显出文字图像来。此处指用布反复拍蘸的动作。

【提要】论动暑证治。

【精解】动暑是指因夏月劳作，感暑热而发的病证。本节提出动暑发病的4种类型。

远行劳役与田间劳作两种类型的表现以暑热为主，兼有耗气伤津之症，症见发热烦渴、气急喘促、日晡病减者，原书主张用补中益气汤化裁，临床亦可考虑东垣清暑益气汤。农夫田间劳作感受暑邪，出现头角额痛、发热、口渴、大汗、脉洪等症，用苍术白虎汤则有待商榷，该方出自《活人书》，原书主治"湿温，两胫逆冷，胸腹满，多汗，头目痛，苦妄言，其脉阳濡而弱，阴小而急。"胸腹满、脉濡等均提示挟湿，故在白虎汤的基础上加苍术。而对于汗出多、脉洪大者，则考虑汗出耗气伤津的问题，《伤寒论》《温病条辨》均用白虎加人参汤治疗。

另外两种类型为虚寒、虚热体质的患者，感受暑热之邪而发病。年高虚寒中暑者，用竹叶石膏汤加附子，寓扶正以祛邪之意；阴虚多火者，则用白虎汤加人参、竹叶，仍以清法为主，没有用养阴药，亦存在不足，如果为阴虚之人，应酌加养阴生津之品，竹叶石膏汤似乎更为恰当。

对于正气不足复感暑热之邪者，要注意正邪的进退关系，以邪实为主者，仍当以清法为主；正虚无力祛邪者，则应以扶正为主，或先扶正后祛邪，相关问题可参考《温病条辨》中关于战汗的论述；虚实夹杂者，则可扶正祛邪并用，但在配伍选药时需注意扶正而不恋邪，祛邪而不伤正。

【医案举隅】

一、竹叶石膏汤

竹叶石膏汤具有清热生津，益气和胃的功效，对肺系疾病、消化系统疾病有一定疗效。主治热病余热未清，气阴两伤证。

（一）伏暑烦热口渴

患者，男，34岁，工人。

[病史] 因生活俭朴，营养不良，致暑邪内伏，郁而不发，迨至天气新凉，为寒邪所搏，猝然暴发。病初起觉背微恶寒，历2小时则身发热，而恶寒消。诊病时见患者袒胸而卧，面色殷红，大渴恶热，气粗心烦，遍身蒸蒸汗出。脉洪大而数，舌苔薄黄。

[方药] 生石膏30克，天花粉15克，麦冬15克，竹叶15克，知母12克，粳米12克，甘草10克，人参6克。

服药2剂后，热退身凉，后以清热生津和胃之剂，调理而愈。

邢锡波著；邢汝雯等整理. 邢锡波医案集［M］. 北京：人民军医出版社，1991：126-127.

按语：证属暑热伤津，治宜清热生津补虚，故用竹叶石膏汤。

（二）低热头痛

患者，男，71岁。1994年5月4日初诊。

[病史] 因高血压心脏病，服进口扩张血管药过量，至午后低热不退，体温徘徊在37.5~38℃，口中干渴，频频饮水不解，短气乏力；气逆欲吐，汗出。不思饮食，头之前额与两侧疼痛。舌红绛少苔，脉来细数。

[方药] 竹叶12克，生石膏40克，麦冬30克，党参15克，炙甘草10克，半夏12克，粳米20克。

5剂热退，体温正常，渴止而不呕，胃开而欲食。惟心烦少寐未去，上方加黄连8克，阿胶10克以滋阴降火。又服7剂，诸症得安。

吕志杰. 仲景方药古今应用［M］. 北京：中医古籍出版社，2000：581.

按语：辨证属于阳明气阴两虚，虚热上扰之证。治当补气阴，清虚热，方用竹叶石膏汤。

二、白虎加人参汤

白虎加人参汤具有清热生津、益气养阴的功效，对代谢性疾病、肺系疾病有一定疗效。主治阳明热盛、气津两伤证。

盗汗口渴，烦躁不寐

患者，男，51岁。2005年2月1日初诊。

[病史] 患者原为山东某公司总经理，最近调来北京总公司工作，由于在总公司工作不顺心，觉得难以发挥自己的特长，因此心情不愉快，继而出现失眠，每晚1点左右会突然醒来，醒后浑身大汗，睡衣会全部湿透，甚至被子也

是湿的，好像被架在火上烤一样的烦热、焦躁，则再也难以入睡。询问治疗过程，曾用过六味地黄汤、金匮肾气丸、桂枝汤、补中益气汤等方，其中一位医生的处方多达 26 味药，尽是填补脾肾之品，服后不但无效，反而汗出更多，烦躁更甚，并且醒后出现口渴。诊脉左沉滞细数，右滑数略大，舌红，苔中心部偏腻偏厚。

　　［方药］生石膏（先煎）45 克，知母 10 克，红人参 6 克，炙甘草 6 克，粳米 15 克，苍术 3 克，清半夏 15 克，麦冬 15 克。4 剂。

　　二诊（2005 年 2 月 5 日）：半夜醒后汗出大为减轻，能够再次入睡，烦躁、口渴、如同在火上烤等症状消失。诊脉仍浮大滑数，舌偏红，苔黄白相兼，中心厚腻。改用白虎加苍术汤法为主。

　　［方药］生石膏（先煎）45 克，知母 10 克，苍术 10 克，红人参 5 克，清半夏 10 克，厚朴 10 克，粳米 15 克。5 剂。诸症痊愈。

　　张文选. 温病方证与杂病辨治［M］. 北京：中国医药科技出版社，2017：82.

　　按语： 烦躁大汗口渴为白虎加人参汤证；舌苔中心腻厚为白虎加苍术汤证；失眠为半夏秫米汤证，用三汤合而成方。

静暑

　　【原文】避暑深堂，起居不时，汗出烦躁，面垢，背微恶寒，或手足微厥，甚则洒然毛耸。腠理开则洒洒然寒，闭则蒸蒸热闷，乃心包之火不胜时火，故反微恶寒也。或坐卧阴凉，表虚不任风寒，自认外感，误医发表，祸如反掌，宜清暑益气汤。

　　凉亭水阁，大树浓阴之下，过受凉快，为寒所袭。头疼、恶寒、发热、肢体拘急，是亦感寒之类。脉必弦紧，宜消暑十全散。

　　脾气虚弱，汗多，恶寒者，十味香薷散。

　　过伤饮食，泄泻呕吐霍乱者，六和汤，或香薷正气散。中暑亦有无汗，脉弦细，此虽中暑，必过袭阴凉。身中阳气被其所遏，所以烦心，肌肤火热无汗，非暑邪也。宜消暑十全散，不可全用表药。暑月腠理易开，香薷热服，便能汗出也。倘人迎弦紧而气口反大，咳嗽目疼，鼻流清涕，额与眉棱角痛，选奇汤最效。

　　【提要】论静暑证治。

　　【精解】静暑是针对动暑而言，指未经劳作，静息休息时感邪发病。"汗出烦躁，面垢，背微恶寒"等皆为《伤寒论》白虎汤证。许叔微《伤寒九十论》记载："一尼病头痛身热，烦渴，躁，诊其脉大而虚，问之曰小便赤，背恶寒，毛竦洒洒然，面垢中暑也，医作热病治，但未敢服药，予投以白虎汤，数日愈。"秉承仲景治法。而此处选用清暑益气汤，值得商榷。

其下"过受凉快，为寒所袭""中暑无汗"两条均属夏月受凉之证；"脾气虚弱，汗多，恶寒"则是虚人外感；"过伤饮食"则是邪气直中胃肠。虚实表里混为一体，统以"静暑"概括，似不够明晰。

动暑、静暑之分源自张元素，其后朱丹溪等亦遵此说，至清代仍有沿袭，如沈金鳌采用"伤暑""中暑"命名，其内容与"动暑""静暑"相同。《沈氏尊生书·卷十五·暑病源流》："伤暑者，静而得者也，阴证也。或纳凉广厦，起居不节，汗出烦躁，面垢，背微恶寒，手足微厥，甚则洒然毛耸，腠理开则洒洒然寒，闭则蒸蒸热闷，此心包之火不胜时火，故反微恶寒也，倘坐卧阴凉，表虚不任风寒，若误以外感作治，必害，宜清暑益气汤。或凉亭水阁，密树浓阴，过受凉快，为寒所袭，头疼，恶寒发热，肢体拘急，是感寒之类，脉必弦紧，宜消暑十全散。""中暑者，动而得者也，阳证也。或远行劳役，大热而渴，阳气内伏，热合于肾，为水不胜火，发热烦渴，气息喘促，日晡病减，此脾胃大虚也，宜补中益气汤去升麻，加五味子、麦冬、黄连、黄柏、泽泻。或农夫田野，及惯于役力之人，过受燔灼，头角额痛，发热，大渴引饮，脉洪大，宜地浆水煎苍术白虎汤。"

相比之下，明代张景岳将暑证按阴阳划分，也更为现代医家所接受。《景岳全书·暑证》："阴暑者，因暑而受寒者也。凡人之畏暑贪凉，不避寒气，则或于深堂大厦，或于风地树阴，或以乍热乍寒之时，不谨衣被。以致寒邪袭于肌表，而病为发热头痛，无汗恶寒，身形拘急，肢体酸痛等症……阳暑者，乃因暑而受热者也，在仲景即谓之中。凡以盛暑烈日之时，或于长途，或于田野，不辞劳苦，以致热毒伤阴，而病为头痛烦躁，肌体大热，大渴大汗，脉浮气喘，或无气以动等症。此以暑月受热，故名阳暑。"

【医案举隅】

一、选奇汤

现代研究表明，选奇汤具有镇痛和镇静作用，可以改善脑血管血流状况和血管痉挛，并能促进脑部血液循环，调节植物神经系统紊乱，具有祛风清热止痛之功效，主治风热挟痰上壅，头痛眩晕，眉棱骨痛。

头痛

李，五九，初起右边头痛，继而眉棱骨痛，渐至眼眶俱痛。医者治风、治痰、治火俱不应，病延半月之久。余用选奇汤 2 剂而痛减，随以白芷、酒炒黄芩各 9 克为末，清茶调下 6 克，服 3 次而痛止。羌活 4.5 克，防风 3 克，黄芩（酒炒）4.5 克，甘草（炙）3 克，生姜 1 片。水煎去渣，食后稍热缓缓呷之。

陶御风. 皕一选方治验实录［M］. 北京：人民卫生出版社，2010：1046.

按语：本病为风火相夹所致眉棱骨痛，选奇汤为正治；眉棱骨痛属阳明，故加白芷。

二、六和汤

六和汤具有调和心脾、顺畅气机的功效，主治心脾不调，气不升降。

寒热霍乱，烦渴呕逆

庆蕉园制军，壬午春赴浙阅武，仲夏回闽，自叹年衰不能耐劳，一路多病难支。昨旋暑，又患寒热交作，霍乱转筋，烦渴呕逆。即用六和汤去参、术，加香薷、滑石、威灵仙以调和脾胃，则诸邪自散。服两剂症减二三，以原方去香薷、滑石，加黄芩、木通，病退过半。惟肝脉弦数，舌燥苔黄，口苦烦渴。乃热邪传入少阳，以小柴胡去半夏、姜、枣，加花粉、知母、木通、竹叶、灯心，数帖而安。

吴麓. 临证医案笔记［M］. 北京：中国中医药出版社，2015：42-43.

按语：面赤唇焦，舌干苔白，脉浮滑数，皆由脾湿胃弱，饮食不调，内伤酒酪生冷，外感暑湿热邪所致，故用六和汤。

夹水伤暑

【原文】汗出浴起当风，或冷水浸澡，或坐卧湿地而病，非暑伤也。人自致之，病宜温散之。

【提要】论夹水伤暑证及其治疗原则。

【精解】本条所列三种发病原因，皆属寒湿为患。周扬俊特意在此提出，可能是考虑夏月发病的因素。名为"夹水伤暑"，正文又说"非伤暑也"，其实本条所讨论的本就不是暑证，所以也没有给出治法，仅提到"温散"的治疗原则。

内伤夹暑

【原文】暑热之时，恣情房欲，兼膏粱与水果杂进，致周身阳气不得伸越，脉沉细，或弦紧，面垢如尘，无汗恶寒，四肢厥逆拘急，或霍乱呕吐者，冷香饮子。

吐利兼作，脉微欲绝，或虚浮欲散。此为紧病，非浆水散不救。

若冒暑伏热，引饮过多，及恣啖生冷，致脾胃受寒，腹痛呕泄，水谷不分，脉沉紧者，宜大顺散。

【提要】论内伤夹暑证治。

【精解】暑热之时，兼由房劳、饮食等内伤因素而引发疾病，称为"内伤夹暑"。其中饮食不节引发霍乱，前文"静暑"已经涉及，但前者用六和汤或香薷正气散；本节用大顺散、冷香饮子，前者兼顾走表，后者专治其里，实际上是两种不同类型，应加以区别。

"弦紧，面垢如尘，无汗恶寒，四肢厥逆拘急"，与静暑"汗出烦躁、面垢，背微恶寒，或手足微厥"类似，此处是房劳、食冷损伤阳气之虚寒证；静暑条所论乃是阳气郁遏所致，两者亦当加以鉴别。

【医案举隅】

大顺散具有解毒、温中散暑的功效，临床用于治疗冒暑伏热，引饮过多，脾胃受湿，水谷不分，清浊相干，阴阳气逆，霍乱吐泻，脏腑不调等。

（一）暑温过用寒剂致四肢厥冷

西乡吴某，偶患暑温，半月余矣。前医认证无差，惜乎过用寒剂，非但邪不通透，而反深陷于里，竟致身热如火，四末如冰。复邀其诊，乃云热厥，仍照旧方，添入膏、知、犀角等药，服之益剧，始来求治于丰。诊其左右之脉，举按不应指，沉取则滑数。丰曰：邪已深陷于里也。其兄曰：此何证也？曰：暑温证也。曰：前医亦云是证，治之乏效何？曰：暑温减暑热一等，盖暑温之势缓，缠绵而愈迟；暑热之势暴，凉之而愈速。前医小题大作，不用清透之方，恣用大寒之药，致气机得寒益闭，暑温之邪，陷而不透，非其认证不明，实系寒凉过度。刻下厥冷过乎肘膝，舌苔灰黑而腻，倘或痰声一起，即有仓扁之巧，亦莫如何！明知证属暑温，不宜热药，今被寒凉所压，寒气在外在上，而暑气在里在下，暂当以热药破其寒凉，非治病也，乃治药也。得能手足转温，仍当清凉养阴以收功，遂用大顺散加附子、老蔻。服一帖，手足渐转为温，继服之，舌苔仍化为燥，通身大热，此寒气化也，暑气出也，当变其法。乃用清凉透邪法去淡豉，加细地、麦冬、蝉衣、荷叶，一日连服二剂，周身得汗，而热始退尽矣。后拟之法，皆养肺胃之阴，调治匝月而愈。

程曦曰：学医知常为易，知变为难。病有千变，而药亦有千变。即如是证，过服寒凉，热证未去，而寒证又生，此病一变也。暂用温热之剂，先破寒凉之气，此药一变也。服之肢体回温，舌苔仍燥，此病又一变也。即舍热药，转用凉剂收功，此药又一变也。不知通变之医，反谓朝秦暮楚，侥幸图功耳。

雷丰. 时病论［M］. 北京：北京市中国书店，1986：36-38.

按语：本病得之暑温，误用大寒之药，气机得寒而闭，使得暑邪不得外出，治宜清热养阴，故选用大顺散加减。

（二）暑湿伤脾

患者，男，8岁。

［病史］暑期与小朋友在烈日下玩耍，口渴时恣饮冷水，晚食瓜果。至夜出现烦热吐泻，且有乱语。其父从电话中告知患儿病情，测体温为37.8℃，观其舌苔白而滑。

［方药］即拟方如下：干姜10克，肉桂5克，炒杏仁5克，生甘草5克（以上4味为大顺散方药），加藿香10克，鲜马齿苋30克，砂仁5克。水煎3次，每次煎沸20分钟，头煎取300ml饮服，2煎、3煎各取200ml饮服。3小时服用1次。

至翌日9时，电话中得知，患儿服头煎后，吐泻已止，精神转安。服2煎后，体温37.2℃。3煎服后，患儿安稳，已无痛苦。

毛开颜. 毛德西治疗暑病经验举隅［J］. 辽宁中医杂志，2007，（08）：1150-1151.

按语：毛师对于夏季贪食生冷而引起的急性吐泻，每用大顺散取效。大顺散出自《太平惠民和剂局方》："为治暑天内伤冷饮之方。"清·雷丰引申为"治冒暑伏热，引饮过多，脾胃受湿，霍乱吐泻。"（《时病论》）。方中干姜、肉桂散寒燥湿，杏仁、甘草利气调脾。加入藿香解暑和中，砂仁理脾化湿，取马齿苋"清暑热，消积滞"（《滇南本草》），且此物对大肠埃希菌、痢疾杆菌等有着显著抗菌作用，作为蔬菜药用，也较安全。本例外受暑热，内伤生冷，致脾阳下陷，胃浊上逆，遂生吐泻。正合大顺散药物所治，故投之立愈。

伏暑

【原文】人受暑热之毒，栖伏三焦肠胃之间，久久而发者，为伏暑。如霍乱吐泻，发于秋间，以及疟痢等证。又如昔人云：三伏之时，以书晒曝烈日之中，随即收藏于笥[1]，火气未散，冬时启笥，触之遂病。明者细询其因，以香薷饮服之立愈。

伏暑霍乱，腹痛泄泻，正气散。身热足冷，势危者，五苓散下来复丹。

【注释】

[1] 笥（sì，四）：盛衣服或饭食的竹制方形盛器。

【提要】论伏暑证治。

【精解】感受暑热之邪，潜伏体内，过时而发者，故称"伏暑"。《温病条辨·上焦篇》第36条："长夏受暑，过夏而发者，名曰伏暑。霜未降而发者少轻，霜既降而发者则重，冬日发者尤重，子午丑未之年为多也。"对伏暑进行了较为明确的界定，即夏季受邪，入秋之后才发病，其规律是潜伏时间越久，病情越重。在治疗上，《温病条辨》主以银翘散变方，以清透暑热之邪为法；周扬俊则用香薷饮、正气散等，偏重温化湿邪。

【医案举隅】

现代研究表明，香薷挥发油具有广谱抗菌和镇痛作用，可延缓病毒所致细胞的病变。香薷饮有外解表寒，内化暑湿的功效，能够治疗外感于寒，内伤于湿所致的湿疹、急性肠胃炎、牙髓病等各种疾病。

（一）中暑

伶人某，忘其名，四喜部名旦也。六月初，演泗州城剧，众称善。有某官爱其艺，又出钱命演《卖武》一折，身体束缚，刀矛剑戟之类，旋舞越二时许。卸妆入后台，则大吐不已，腹中绞痛，急载归家，吐止而昏不知人，推之不鼻，其师怒，遣人寻某官，某官知余名，又转同乡请余诊视。乃偕之往，则剩粉残脂，犹晕面颊，汗出如油，气息促迫，呼之不应。提其腕，则六脉浮濡，按之反不见。余曰：此中暑阳邪也。命守者以热鞋熨其脐，刻许稍醒。遂以大剂香薷饮进之，二日而安。

王堉. 醉花窗医案 [M]. 太原：山西科学技术出版社，1985：19.

按语：时逢六月，又加以剧烈运动，暑湿伤中，故应清解暑湿，用香薷饮而愈。

（二）疱疹性咽炎

患者，女，1岁2个月。2001年7月25日初诊。

[病史] 发热3天，拒食1天，曾用青霉素、病毒唑、柴胡注射液等治疗无效。查体：体温39.5℃，呼吸40次/分，心率160次/分，发育正常，急性热性病容，哭闹不安，流涎，皮肤淋巴结（−），前囟闭合，口腔黏膜光滑。舌质红，苔薄黄腻。咽充血，扁桃体Ⅰ度，表面无脓性分泌物，软腭可见数个绿豆大小黄白色疱疹，周围充血。双肺呼吸音粗糙，无干湿啰音，心（−），肝脾未及。脉数，指纹紫红。白细胞$6×10^9/L$，中性粒细胞0.35，淋巴细胞0.55。

［诊断］疱疹性咽炎。

［治法］解表清热化湿。

［方药］香薷饮加味：香薷、佩兰、厚朴各3克，银花、连翘、扁豆各5克，生大黄（另包）2克。泡服，1日1剂。50%酒精擦浴。

患儿服药2小时后全身微汗，体温逐渐下降至38℃；6小时后排糊状大便1次，量多；1天半体温恢复正常，可进流食；1天内解稀大便4次。停用生大黄，继用上药泡服。4天后症状、体征消失痊愈。

张硕，胡芳清. 香薷饮加味治疗小儿疱疹性咽炎126例［J］. 陕西中医，2003（03）：224-225.

按语： 疱疹性咽炎属特殊类型的上呼吸道感染性疾患，为柯萨奇病毒感染，多发于夏秋季节，1~7岁儿童发病率高，起病急，高热，咽部充血，在软腭及腭垂上可见黄白色粟粒大或绿豆大小的疱疹，破溃后形成黄白色小溃疡。舌质红，苔薄黄腻，脉数。治法应清热化湿解表。临床上患儿服药1小时左右全身微汗，体温平稳下降。

暑风

【原文】病人忽然手足搐挛者，暑风也，香薷饮加羌活、防风。呕吐加藿香、陈皮；小便不利加茯苓、泽泻、猪苓、滑石；有痰加姜半夏；渴者去半夏加栝楼根；泻利不止，加白术；转筋加木瓜；腹满身重，难以转侧，口不仁[1]而面垢[2]、谵语、遗溺者，此热兼暍也，白虎汤。

更有痛势重者，手足搐挛，厉声呻吟，角弓反张，如中恶状。亦有先病热，服表散后渐成风者，谵语狂呼浪走，气力百倍，此暑风也。以寒凉攻劫之，与阴风不同，宜解散化痰，不宜汗下。日久而脾胃弱者兼温补。

【注释】

［1］口不仁：病症名，指口舌麻木、感觉渐退的症状。

［2］面垢：望诊术语，指面部如蒙尘垢，洗之不去。

【提要】论暑风证治。

【精解】感受暑邪，随着病情发展，出现手足抽搐、挛急甚、角弓反张等动风之症，故称"暑风"。手足搐挛者，张氏列香薷饮、白虎汤两证，前者因湿伤肌肉，而见抽搐、痉挛；后者属热极生风，一般病情较为危重。

第二段所论重症，"先病热，服表散后渐成风者"亦属热极生风范畴。末尾又兼述生痰的情况，提出散解化痰，不宜汗下的原则。患者神昏谵语，兼有痰者，可能系痰热蒙蔽心窍所致，治疗可考虑安宫牛黄丸、至宝丹、紫雪丹等。

暑疡

【原文】凡痈疽毒疮发热有时，晡[1]甚旦[2]止。若夏月间有头面外项赤肿，或咽喉肿痛，或腿足焮肿，长至数寸，不能步履，人皆疑为毒疮。但头痛内燥，昼夜发热不止，自与疮毒不同，服败毒散、石膏、黄连等药，热证一解，赤肿自消，全无脓血，此名暑疡，与外科毫厘千里者也。

【注释】

[1]晡：申时，即下午三点钟到五点钟的时间。

[2]旦：早上。

【提要】论暑疡证治。

【精解】感受暑邪，出现痈疽疮疡等症，故称"暑疡"。从发病部位看，张凤逵列举咽喉、下肢，在局部疮疡的同时，兼有头痛内燥、昼夜发热不止等全身症状，提示感受暑热之邪，治疗只要针对所受暑邪，不必过多考虑疮疡。因此说"与外科毫厘千里者也。"

【医案举隅】

现代研究表明，败毒散能够抗病毒、扶正气，有发汗解表、散风祛湿的功效，可用于伤寒温病，憎寒壮热，项强头痛。

（一）疗疮疖顽癣

患者，男，39岁。于1970年春季就诊。

[病史]患皮肤病，遍体生疮疖，终年此愈彼起，并患顽癣。视其疮疖，项部为多，顽癣则腰、腹部及大腿部丛生，粘连成片如掌大，时出黄水，奇痒难熬，久治不愈。我已给他用过内服、外擦的多种方药，迄无效果。诊其脉虽稍数而中露虚象，舌边有齿痕。

[方药]予人参败毒散作汤用：党参9克，茯苓9克，甘草6克，枳壳6克，桔梗4.5克，柴胡6克，前胡6克，羌活9克，独活6克，川芎6克，薄荷1.5克，生姜6克。嘱服数剂。

半月后复诊，察顽癣有收敛现象。嘱再服半月后，察大腿部顽癣痂皮脱落，露出鲜红嫩肉，腰腹部者脓汁亦减少。因令他长期服用，3个月后，只腰部之癣疾未愈，而频年惯发之疮疖从未发生。1972年冬季追询，腰部顽癣仍存在，而疮疖则终未再发。

中国中医研究院编. 岳美中医案集［M］. 北京：人民卫生出版社，2005：144-146.

按语：《太平惠民和剂局方》人参败毒散，是主治风寒湿热不正之气发为时疫之剂，并治发于皮肤致生瘾疹疮疖者。方意是疏导经络，表散邪滞，故名之曰"败毒"。治瘾疹加入蝉蜕更妙。

（二）感冒

脉体尺寸俱浮，证势头身俱痛，翕翕发热，啬啬振寒。禀赋虽充，寒邪甚厉。星驰无寐，二气乖违，正逢月郭空虚，遂罹霜露之疾。谨拟南阳败毒饮（即本方），祛邪返正，得汗便解。人参败毒散加生姜，长流水煎。昨进南阳法，然汗出，诸症羞平。惟胸次不舒，不思饮食，溲色澄清，大便未解。余气未尽，尚宜和里。益气健脾丸加炒谷芽、神曲、制半夏。

王之政. 王九峰医案［M］. 上海：上海科学技术出版社，2004：13.

按语：患者病为感冒，治宜发汗解表，方选败毒散而愈。

暑瘵

【原文】盛暑之月，火能烁金，不禁辛酒。脾火暴甚，劳热躁扰，火动心脾，令人咳嗽气喘，骤然吐血衄血，头目不清，胸膈烦渴不宁，即童稚老夫，间有此病，昧者以为劳瘵。不知火载血上，非真阴亏损，而为虚劳者比也。宜四物去芎、芍，黄连解毒去黄柏，二陈以贝母易半夏，加桔梗以抑之，薄荷以散之，麦冬、五味以敛之，自愈，或黄连香薷饮亦可。

【提要】论暑瘵证治。

【精解】感受暑邪，出现咳喘、咯血之症，类似痨瘵，故称"暑瘵"。其证因火动心脾，上烁肺金，火载血上所致，总体而言属于实证，不同于痨瘵之属于真阴亏损之虚证。因而治疗以清热化痰、凉血滋阴为主，方用四物去辛温之川芎、活血之赤芍，黄连解毒去苦寒走下焦之黄柏，二陈汤用清热化痰之贝母替换辛温之半夏，并加桔梗、薄荷、麦冬、五味子来加强散火、降气、敛血之效。或者也可以用黄连香薷饮清暑热。

【医案举隅】

现代研究表明，黄连香薷饮有抗甲型 H1N1 流感病毒作用。黄连香薷饮能发表解暑、调和营卫，治疗霍乱吐泻、转筋腹痛、暑泄以及小儿夏季热效果较好。

（一）暑泄

易思兰治石城福王㭽之妃，癸酉六月受孕，偶患泄泻。府中医用淡渗药止之，自后每月泄三五日。有作脾泄者，用参苓白术散之类，二三服亦止，然每月必泄五七次，至次年三月，生产后连泄半月，日夜八九次，诸药不效。易诊之，两寸尺俱平和，惟两关洪大有力。易曰：此暑病也。以黄连香薷饮治之，一剂减半，再剂痊愈。惟肝脉未退，又用通元二八丹，调理半月后平复。

魏之琇. 续名医类案 [M]. 北京：人民卫生出版社，1997：757.

按语：暑伤气，感而发，邪在肺，卫气受病，病程日久，暑邪由表入里，暑热日深，脉洪大有力。故用黄连香薷饮清暑热。

（二）小儿夏季热

患者，男，1.5 岁。2000 年 8 月 29 日诊。

[病史] 1 个月来发热、咳嗽气促，曾在当地医院诊为支气管肺炎，经中、西医治疗，咳嗽气促逐渐好转，但发热持续不退。后又用青霉素、头孢曲松钠、护彤口服液等治疗，热稍退旋即复发，体温在 37.5~39.5℃。诊见患儿消瘦，目大无神，唇焦色黑，体温 39℃，手足心热，脘腹痞硬，口干时欲饮水，不欲纳食。舌红苔白中黄，脉浮弦滑数。

[诊断] 小儿夏季热。

[治法] 消解暑邪，消磨积滞。

[方药] 黄连香薷饮加味：香薷、淡豆豉、苏叶、建曲、枳壳、谷芽、麦芽、青蒿、连翘、橘皮各 10 克，厚朴、胡黄连各 6 克，焦山楂 15 克。加水 500ml，浸泡 30 分钟，煎取 200ml，去渣。2 日 1 剂。

服 2 剂后体温降至 37.6℃，仍见口渴，但饮水量明显减少，精神稍好转，纳食稍增。续服 3 剂后热退神安，后嘱增强体质，加强营养。

魏敏. 黄连香薷饮加味治疗小儿夏季热 15 例 [J]. 实用中医药杂志，2005（10）：602.

按语：该病病机为暑气蕴遏肺胃。小儿体弱不耐暑热熏蒸，暑气乘虚侵袭肺胃，肺气失宣则汗闭，热不能泄而发热不退；暑气内蕴，耗伤胃内阴津而致口渴引饮；暑热伤气，气不化水，故尿清长而频。尿多伤津，便口渴喜饮。暑必兼湿，暑湿相合，缠绵难愈。治当清暑消食并施。方用黄连香薷饮加减以发表解暑、调和营卫，使汗出而热退，积消而秽去，诸症自除。

暑疮

【原文】暑热之时，有遍身发疮，如碗如杯，如桃如李，晶莹脆薄，中含臭水，此湿热之水，泛于肌表也，黄连、香薷及解毒汤。重者内实便秘，口疮臭秽，凉膈散、承气汤选用。外以鲜莲花瓣贴疮上，周时平复。

【提要】论暑疮证治。

【精解】感受暑邪，出现遍身发疮，中含臭水之症，称为"暑疮"。"疮"的本意是皮肤上粟堆样的肿块。一般作为痈、疽、疔、疖等皮肤外科疾病的总称。此处应是根据病患部位的形态，取疮之本意，命名"暑疮"。因湿热泛于肌表而发，治疗以清热燥湿为主。注意与白㾦鉴别。

【医案举隅】

现代临床研究表明，凉膈散对肺组织和细胞、肝脏细胞、肠道细胞有一定的作用。具有泻火通便、清上泄下之功，主治上、中二焦火热证。在临床各科应用广泛，可用于治疗耳鼻喉科（外耳道炎）、口腔科（急性智齿冠周炎、小儿疱疹性咽峡炎）、呼吸系统（外感发热、急性化脓性扁桃体炎、肺炎、慢性阻塞性肺疾病、急性肺损伤/急性呼吸窘迫综合征）、消化系统（急性胰腺炎、溃疡性结肠炎、缺血性肠病、难治性胃食管反流病）、皮肤科（寻常痤疮、寻常型银屑病、尿毒症皮肤瘙痒）、神经系统（中风、小儿癫痫）及脓毒症等不同科别和系统的疾病。

（一）温病发黑斑

胡孟绅山长之弟季权，己酉春（道光三十年）患黑斑，苔秽脉浑，气粗面垢，孟英即以凉膈散投之，大解得行脘亦不闷，斑皆透绽，脉显滑数而洪，遂与大剂凉润清肃之药，直俟其旬日外，大解不泻，药始缓授。复又沉卧不醒，人皆疑之，孟英曰：痰热尚炽也。仍投大剂数帖，果频吐胶痰累日，而眠食渐安。是证，人皆以为必败，闻者无不危之，赖季权之夫人，独具卓识，任贤不贰，孟英始无掣肘之患，而得收功。

盛增秀. 王孟英医学全书［M］. 北京：中国中医药出版社，2015：336.

按语： 温热邪气郁结胸膈，治宜清上泻下，泻火通便，方用凉膈散加减。初效不显，辨证无误，为量少而邪盛，故用大剂量凉膈散而愈。

（二）肺炎喘嗽

患者，男，81岁，河南沈丘人。于2017年8月30日处暑时节入院。

［病史］主诉：发热、咳嗽、咳痰、胸闷10天。10天前，患者受凉后出

现发热，体温最高达 39.5℃，咳嗽，咳痰，胸闷，于沈丘县人民医院住院治疗，诊断为"阻塞性肺炎"，经治疗症状缓解不明显，遂来求医。现症见：神志清，精神差，发热，咳嗽，咳中等量黄黏痰，胸闷气喘，腰痛，周身乏力，烧心反酸，纳眠差，小便黄，大便干。既往慢性支气管炎病史多年，支气管哮喘病史多年，高血压史，未系统治疗。椎间盘突出症病史，心律不齐病史，脑梗塞病史，现遗留有右侧肢体活动不利。舌质红，苔黄腻，脉弦滑。辅助检查：胸部 CT 示两肺感染。

［方药］凉膈散加减：连翘 18 克，山栀子 15 克，黄芩 12 克，薄荷 6 克，大黄 12 克，炙甘草 9 克，杏仁 15 克，党参 12 克，桑白皮 9 克，枳壳 12 克，桔梗 12 克。

次日患者热去咳止。

吴少天，邱荃，许晓娜，等. 凉膈散化裁临证验案举隅［J］. 河南医学研究，2019，28（22）：4225-4226.

按语： 现为处暑时节，天气仍热，气温较高，患者高热不退且咳嗽，痰为黄黏痰，胸闷，提示上焦胸膈有热，煎灼肺金，炼液为痰；舌为心之外候，舌质红提示内有热邪，黄腻苔由邪热与痰涎湿浊交结而形成，苔黄为热，苔腻为湿，为痰凝或为食滞。《内经》曰：诸转反戾，水液浑浊，皆属于热。小便黄为里实热证的表现，大便干提示热盛伤津；弦脉按之有如琴弦，端直而长，指下挺然，为阳中阴脉，主肝胆病、诸痛证、情志病、少阳病、痰饮等；滑脉往来流利，应指圆滑，如珠走盘，主热盛、水蓄、血结、气壅、痰饮、食积，因实邪壅盛于内，气实血涌，因此脉往来流利，应指滑利。诊断为肺炎喘嗽病（痰热壅肺证），病机为三焦火、里热。方选凉膈散加减。

暑痿

【原文】膏粱富贵之人，暑月阳事痿顿，医以温热进之，误也。湿热交蒸，石金渗润，草木流膏，精神亏乏之人，时令应之。金风[1]一鼓，万类肃然，宜黄连解毒合生脉散。

【注释】

[1] 金风：指秋风。

【提要】论暑痿证治。

【精解】暑月因湿热导致的阳痿，周扬俊命名"暑痿"。因湿浊下流，湿热为阳痿常见证型，并非单发于暑月，治疗以清热燥湿为主。又因肝经绕阴器，故肝经湿热之阳痿亦较为常见，治疗可选龙胆泻肝汤加减。周扬俊用黄连解毒汤清热燥湿，合生脉散以扶暑热耗伤之正气。

绞肠痧

【原文】夏月不头痛发热，但觉小腹疼痛，或心腹俱痛，胀痞不能屈伸，医疑生冷过多，执为阴证。不知皆暑火流注脏腑，故先小腹痛，遍及心腹，宜六和汤清解之，或四苓加香薷、木瓜、紫苏、半夏之类和散之，或正气散，或二陈加厚朴、炒栀，或炒盐和滚汤探吐痰涎。大抵此证以吐法为上，若用热药，去生远矣。

【提要】论绞肠痧证治。

【精解】绞肠痧，亦名盘肠痧，暑湿之邪阻遏中焦，气机闭塞所致，以心腹绞痛为主证，属急腹症。亦有学者认为绞肠痧即干霍乱，如《症因脉治》卷四："干霍乱，即绞肠痧。"周扬俊将本病列入暑证范畴，应是参考了张凤逵的意见，但周扬俊在下文单列干霍乱，显然认为两者属于不同疾病。绞肠痧治疗用六和汤、正气散等。

【医案举隅】

现代研究表明，六和汤可通过抑制胃肠功能、胃酸分泌、提高胃蛋白酶活性消除胃肠道吸收障碍，达到镇痛、止泻作用。具有祛湿健脾养胃的功效，可用于治疗夏月湿伤脾胃所致的多种疾病，例如急性肠炎等。

（一）夏月伤脾胃

患者，女，33岁，陡山公社干部。

［病史］因常饮冷，复又淋雨，内外俱湿，病已十余日。患者胸闷泛恶，饮食极差，步履艰难，周身困重不适，每夏月必发，今年尤甚。

［方药］党参，白术，茯苓，甘草，杏仁，藿香，半夏，陈皮，扁豆，木瓜，秦艽，砂仁。

服上方2剂，诸症顿减。6剂后，上班月余，前症复起，仍宗原方加减4剂而愈。

戴立权. 六和汤临证一得［J］. 湖北中医杂志，1982，（01）：19.

按语：夏月湿伤患者多有脾虚气弱的表现，后又因饮食不节而发病。脾弱湿生，脾健胜湿。六和汤以健脾养胃的四君子汤为基础组成，体现了治病求本的治疗原则。改赤茯苓为白茯苓，能增强健脾运湿之功效。四君子配白扁豆益气健脾，半夏、陈皮、砂仁、藿香、杏仁化湿和胃，调气止呕。秦艽利小便，除内外湿邪，且能镇痛，振作精神。故使用本方后，患者首先感到食欲好转，继则精神转佳。可见吴鹤："六和者，和六腑也。脾胃者，六腑之总司。故凡六腑不和之病，先于脾胃而调之。"对六和汤的作用阐述得十分明瞭。

（二）腹胀食少

患者，男，26岁。2014年3月12日就诊。

[病史] 患者3年前因公外调至南方某省，后渐现纳少不馨，胃胀，口干饮水不解，伴体倦懒动，大便干。舌淡红，苔薄黄，脉弦细关滑。平素易感冒。

[诊断] 辨证为脾虚湿盛证。

[治法] 健脾祛湿。

[方药] 藿香10克，厚朴10克，杏仁12克，砂仁（打碎）10克，法半夏10克，木瓜15克，茯苓15克，太子参15克，枳壳12克，瓜蒌30克，神曲15克，莱菔子15克，生麦芽15克，陈皮10克，连翘10克。7剂，每日1剂，水煎200ml，早晚分服。

王双，李雁，顾雯靓，等. 杜怀棠教授六和汤临证经验分析 [J]. 环球中医药，2015，8（02）：209-211.

按语：患者体弱，偶迁南方，脾胃易受湿困，而见纳少不馨、体重、乏力等。湿阻中焦，脾不能为胃行其津液，而见口干渴，饮水不解，大便干结。参以舌脉，以六和汤加减健脾祛湿双调。全方从湿邪、脾胃入手，芳香开胃，健脾化湿浊，效果明显。

霍乱

【原文】暑气入腹，恶心腹痛，上吐下泻，泻如水注，此暑火暴发，升降不利，清浊不分，所泻者皆五脏之精液，宜速止之，用五苓散或胃苓汤，利小便，清暑火，甚者桂苓甘露。

此证有夹食积者，医用下之误矣。不知精液暴涸，元气顿伤，当立止之为上。按云：止者，非通因塞用之谓也。分阴阳，去暑气，则吐利自止矣。

【提要】论霍乱证治。

【精解】古代"霍乱"是指上吐下泻，挥霍缭乱，故名"霍乱"，与现代医学由霍乱弧菌引发的急性肠道传染病不同。《伤寒论》有专篇论述，治疗以五苓散、理中汤为主。周扬俊在此基础上补充了胃苓汤，加强调和脾胃的作用；

补充了张元素桂苓甘露饮，以覆盖湿热的证候类型。

【医案举隅】

一、五苓散

现代临床研究表明，五苓散对水液代谢有双向调节作用，当机体处于脱水状态，则显示抗利尿作用；当机体处于水肿状态，则显示利尿作用。用于治疗水肿、风湿病、关节炎、肾病以及肝硬化腹水等与水液代谢失常相关的疾病，均可取得理想效果。

伤暑吐泻，身热引饮

一妇人，六月中旬，病霍乱吐泻转筋，医投藿香正气散，加烦躁面赤，揭衣卧地。江诊之，脉虚无力，身热引饮。此得之伤暑，宜辛甘大寒之剂，泻其火热，以五苓散，加石膏、滑石，吐泻定，再与桂苓甘露饮而愈。

俞震. 古今医案按［M］. 郑州：河南科学技术出版社，2017：56.

按语：本案选自明代医家江应宿医案。患者感受暑邪，吐泻交作，治疗应先止其吐泻，再清其暑热，选用五苓散醒脾、调肾、通阳而使水液代谢平衡，呕吐泄泻立止。再用桂苓甘露饮清暑解热而愈。

二、胃苓汤

胃苓汤能提高患者的免疫力及血清白蛋白水平，治疗脾虚湿滞型腹泻疗效显著。

泄泻

予馆新洲，江水泛潮，地最卑湿，长夏晨泄，每阴雨前尤验，痰多不渴，或吐白沫，清夏左肋气响，必阵泻稀水，此湿多成五泄也。胃苓汤加神曲、半夏、干姜，一则劫阳明之停饮以燥湿，一则开太阳之表气以导痰，故一啜辄止，良由长夏湿淫，水谷停湿，脾阳少运故也。嗣后去桂，加砂仁、小茴、二术生用，或苍术、姜、曲煎服，亦止。

林佩琴. 类证治裁［M］. 上海：上海中医药大学出版社，1997：266.

按语：患者感受湿邪，泄泻不止，治疗应燥湿止泻，祛湿和胃，方用胃苓汤加减起效。

三、桂苓甘露散

桂苓甘露散具有清暑解热，化气利湿的功效，可用于治疗暑湿证之发热头疼，烦渴引饮，小便不利及霍乱吐下。

中暑霍乱吐利

提学侍其公，年七十九岁，至元丙寅六月初四日中暑毒，霍乱吐利，昏冒终日，不省人事，时夜方半，请予治之。诊其脉洪大而有力，一息七八至，头热如火，足寒如冰，半身不遂，牙关紧急。遂以甘露散甘辛大寒，泻热补气，加白茯苓以分阴阳，约重一两，冰水调灌，渐渐省事而诸症悉去。后慎言语，节饮食，三日，以参术调中汤之剂增减服之，理正气。逾十日后，方平复。

罗天益. 卫生宝鉴［M］. 北京：中国中医药出版社，2007：202.

按语：《灵枢·五乱》篇中云："清气在阴，浊气在阳，营气顺脉，卫气逆行，清浊相干，乱于胸中，是谓大悗……乱于肠胃，则为霍乱。"于是霍乱之名，自此而生。盖因年高气弱，不任暑气，阳不维阴则泻，阴不维阳则吐，阴阳不相维，则既吐且泻矣。前贤见寒多以理中丸，热多以五苓散为定法治之。今暑气极盛，阳明得时，况因动而得之，中暑明矣。非甘辛大寒之剂，则不能泻其暑热，坠浮焰之火而安神明也，故用桂苓甘露散。

干霍乱

【原文】更有吐泻无物，亦有上下关闭，竟不吐泻者为干霍乱。惟心腹绞痛，令人立毙，急以炒盐汤或二陈汤探吐之，通则可救。即定后周时，勿进粒米，得食复发，慎之！慎之！《集论》曰：中暑一证，不过清心，利小便，解暑毒，补真气而已。即脉来虚弱，重者伏匿，喘促，逆冷，卒然昏晕，不可用温。此热伤阴气，用温则助阳耗阴。且冬月脉浮紧浮缓，分中风、伤寒；夏月弦紧伤风，弦缓中暑，表疏自汗则脉缓，表致无汗则脉紧耳。世俗不明，曰夏月阴气在内，大顺为必用之药。夫阴非寒也，阳外而阴内耳。丹溪云：伏阴在内，阴字有虚之义，作阴冷则误矣。火令之时，烁石流金，何阴冷之有？孙真人用生脉散，气虚可知也。古人用大顺，非谓伏阴，本治冰果所伤。冷香饮子，治阳气大虚，多欲厥逆。浆水散，治汗多亡阳，脉微欲绝，其余不过清暑益气汤、消暑十全散、十味香薷饮之类足矣。

薛氏曰：若中暍者，乃阴寒之证，法当补阳为主。先哲多用姜、桂、附子。或云"暍"字当作"暑"字看，然何不竟用暑字，而滋后人之惑耶？

周禹载曰：薛氏本东垣大顺散而有此说，其乖谬不可胜言，草菅人命，难逃作俑之罪！

【提要】论干霍乱证治。

【精解】患者欲吐、泻，似霍乱，然吐泻无物，故名干霍乱。临床亦表现为心腹绞痛。单从症状上看，与前文绞肠痧类似，但周扬俊将此列为急危重症，采用盐汤探吐之法急救。由此反推，周扬俊认为本病较绞肠痧更为急重。

下文引《集论》概括"清心、利小便、解暑毒、补真气"的暑证治疗大法。并通过"夏月阴气在内"来阐释内虚的生理特点，解释发病宜用大顺散等温中之品的原因，试图在理论上解决治疗暑热疾病而用温药的矛盾。

明代张景岳将暑证分为阴暑、阳暑，夏月受凉的阴暑证，自当用温散之药；纯为暑热的阳暑证，则当用清凉之法。其后吴鞠通《温病条辨》也在暑温、伏暑等病后附寒湿，治法亦是泾渭分明。关键在于认识到暑热与寒湿，寒热迥异，治疗自然不同，清、温各随其法。周扬俊看到暑热的温热性质，又无法突破《伤寒论》用温药的界限，虽然部分方药考虑到寒、热的问题，但在理论上仍然难以圆融。

服药总法

【原文】伤寒伤暑，温凉诸证，皆邪气欺正气也。用药如对敌，药入则邪渐退，药力尽则邪复炽。必一服，周时，即详势诊脉；药对则日夜连进三五服，以邪退病安为主。此法惟张长沙《伤寒论》，孙思邈《千金方》中载之。孙云：夏月，日五夜三服。冬月，日三夜五服，必期病退而后止。如御敌者，愈驱逐，愈加精锐，荡平而后班师，此万全之胜算也。自宋以后不传，故取效寡而活人之功疏，予用此法，屡获神效。

【提要】论服药方法及其原因。

【精解】张氏提出的服药总法，十分符合外感急性疾病的治疗原则。先服一剂观察患者反应，如用药恰当，则采用大量频服的方法，以邪退正安为度。现代临床也常用此法治疗外感病，许多时候，即使用药准确，但服药方法仍拘泥于常，早晚各一服，则影响药效发挥，难以很快痊愈。

李东垣暑伤胃气论

【原文】《刺志论》云：气虚身热，得之伤暑。热伤气故也。《痿论》云：有所远行劳倦，逢大热而渴，则阳气内伐，热舍于肾，肾者水脏也，今水不能胜火，则骨枯而髓虚，足不任身，发为骨痿。故《内经》曰：骨痿者生于大热也。此湿热成痿，令人骨乏无力，故治痿独取阳明。时当长夏，湿热大胜，蒸蒸而炽，人感之，四肢困倦，精神短少，懒于动作，胸满气促，肢节沉痛。或气高而喘，身热而烦，心下膨痞，小便黄而少，大便溏而频，或利出黄如糜，或如沾色，或渴或不渴，不思饮食，自汗体重，或汗少者，血先病而气不病也。其脉中得洪缓，若湿气相搏，必加之以迟，病虽互换少瘥，其天暑湿令则一也，宜以清燥之剂治之。《内经》云：阳气者，卫外而为固也，炅则气泄。今暑邪干卫，故身热自汗，以黄芪、人参，甘温补之为君；甘草、橘皮、当归，甘辛微温，补中益气为臣；苍术、白术、泽泻，渗利而除湿；升麻、葛根，苦甘平，善解肌热，又以风胜湿也，湿胜则食不消而作痞满，故炒曲甘辛，青皮辛温，消食快气；肾恶燥[1]，急食辛以润之，以黄柏苦辛寒，借其气味，泻热补水；虚者，滋其化源，以五味子、麦门冬，酸甘微寒，救天暑之伤于庚金[2]为佐，名曰清暑益气汤。

【注释】

[1] 肾恶燥：指肾不喜燥。肾为水脏，主藏精，主津液，燥则耗伤肾阴，导致肾精枯竭。

[2] 庚金：庚为天干，五行属金，肺五行属金，故此处指肺。

【提要】 论李东垣清暑益气汤的理论基础及配伍意义。

【精解】 引用《素问》中《刺志论篇》《痿论篇》等，论述暑热耗气伤津，困阻脾气，出现困倦乏力、肌肉痿软、心下痞满、大便溏泄等症，故治疗当从脾胃入手。清暑益气汤用参、芪甘温补气；甘草、橘皮、当归补中益气；泽泻、苍术、白术渗利除湿；升、葛疏风胜湿，炒曲、青皮甘辛温，消食快气；黄柏苦辛寒，泻热补水；麦、味酸甘微寒，滋补肺金，行清热、益气、除湿、滋阴之功。

【医案举隅】

东垣清暑益气汤具清暑益气、健脾利湿之功，主治平素气虚，又受暑湿之证，也应用于气阴两虚证，临床应用广泛，如常见的糖尿病、慢性结肠炎、癌症放化疗后、功能性发热等疾病，均可获得较好疗效。

（一）眩晕

患者，女，57岁。高血压病多年，于某西医院住院治疗，2003年8月27日姜老师应邀会诊。

[病史] 患者头晕，心悸，耳鸣，乏力，头晕时闭目稍舒，口干喜饮，不思饮食，小便频，大便略干。舌淡红，苔黄略燥，脉弦细。

[诊断] 辨证为气虚肝旺、湿浊蕴热。

[方药] 东垣清暑益气汤加减：黄芪9克，当归6克，党参9克，麦冬10克，五味子6克，苍白术各9克，青陈皮各9克，黄柏10克，知母10克，猪

茯苓各15克，瓜蒌20克，天麻12克，旋覆花10克，广郁金10克，泽泻10克，葛根15克，枳壳12克。7剂。

药进4剂即晕减力增，再诊时随症加减，病情基本稳定。

李春颖，李光善. 姜良铎教授巧用东垣清暑益气汤举隅［J］. 北京中医药大学学报（中医临床版），2005，（04）：42-43.

按语：患者气虚之体感受暑湿，湿热内蕴，引发肝阳上亢而致头晕，治以补气、清化湿热。方选清暑益气汤加减。

（二）功能性发热

患者，女，72岁。2013年8月17日来诊。

［病史］患者诉晨起5~7时，身体麻木，发热出汗，心烦，周身乏力，遇生气则明显，皮肤和肌肉不适，打嗝，窜气，大便2~3次，初干后溏，肌肉瞤动，手脚心发热，睡眠尚可，畏热。舌苔黄厚腻，脉弱。经西医检查各项未见异常，诊为功能性发热。体检血压、血脂、血糖及肝肾功能均为正常。

［诊断］脾虚气弱，阴血不足，气滞夹湿热。

［治法］益气健脾，养血生津，行气化湿。

［方药］清暑益气汤加龙骨、牡蛎、鸡血藤：黄芪30克，龙骨30克，牡蛎30克，鸡血藤30克，党参15克，泽泻15克，神曲15克，陈皮15克，白术15克，黄柏15克，葛根15克，当归15克，麦冬15克，生姜15克，大枣15克，苍术10克，青皮10克，五味子10克，升麻5克，炙甘草5克。2天1剂，1天3次。

服用3剂后，晨起身体发热、肢体麻木、出汗，手脚心发热、心烦，周身乏力，上述症状减轻；皮肤和肌肉不适，打嗝，窜气，大便2~3次，初干后溏，肌肉瞤动，畏热，舌苔黄腻，脉弱，疲倦乏力好转，其余症状均缓解。后又连服6剂诸症尽消。追访1年，病未复发。

王浩中，段颖. 李氏清暑益气汤临床应用探微［J］. 辽宁中医杂志，2017，44（11）：2412-2413.

按语：对于不明原因的长期发热，是许多医者在临床实践中经常遇到的棘手问题，现代医学认为发热的原因十分复杂，有感染性，有非感染性；中医学认为发热有外感发热，内伤发热。该例患者属于内伤发热，证属脾胃气虚，兼夹气滞、湿热内蕴，最终运用清暑益气汤加减，益气健脾，养血生津，行气化湿治疗而愈。

王宇泰复立清暑益气变证加减法

【原文】 如心火乘脾，乃血受火邪，而不能升发，阳气伏于地中，地者人之脾也。必用当归和血，少用黄柏以益真阴。

如脾胃不足之证，须少用升麻，盖升麻乃足阳明太阴引经之药也，使行阳道，自脾胃中左迁[1]，少阳行春令，生万物之根蒂也。更少加柴胡，使诸经右迁[2]，生发阴阳之气，以滋春之和气也。

如脾虚，缘心火亢盛，而乘其土也。其次肺气受邪，为热所伤，必用黄芪最多，甘草次之，人参又次之。三者皆甘温阳药也。盖脾虚肺气先绝，故用黄芪之甘温，以益皮毛之气，而闭腠理。不令自汗而损元气也。上喘气短懒言语，须用人参以补之。心火乘脾，须用炙甘草以泻火热，而补脾胃中元气。然甘草最少者，恐滋满也。若脾胃之急痛，并脾胃大虚，腹中急缩，腹皮急缩者，却宜多用。《经》曰"急者缓之"之义也。若从权治，必加升麻以引之，恐左迁之邪坚盛，卒不肯退，反致项上及臀尻[3]肉添而行阴道，故引之以行阳道，使清气出地，右迁而上行，以和阴阳之气也。若中满者，去甘草；咳甚者，去人参；口干嗌干者，加干葛。

如脾胃既虚，不能升浮，为阴火伤其生发之气，荣血大亏。荣气伏于地中，阴火炽盛，日渐煎熬，血气亏少，且心包络与心主血，血减则心无所养，致使心乱而烦，病名曰悗。悗者，心惑而烦闷不安也。是由清气不升，浊气不降，清浊相干，乱于胸中，使周身血气逆行而乱。《经》曰：从下上者，引而去之。故当加辛温甘温之剂生阳，阳生而阴长也。或曰：甘温何能生血，又非血药也？曰：仲景之法，血虚以人参补之，阳旺则能生阴血也。更加当归和血，又宜稍加黄柏，以救肾水，盖甘寒泻热火，火减则心气得平而安也。如烦乱犹不能止，少加黄连以去之。盖将补肾水，使肾水旺而心火自降，扶持地中阳气也。

如气浮心乱，则以朱砂安神丸镇固之，得烦减，勿再服，以防泻阳气之反陷也。如心中痞，亦少加黄连。气乱于胸，为清浊相干，故以陈皮理之，能助阳气之升而分滞气，又助诸甘辛为用。故长夏湿土，客邪火旺，可从权加苍术、白术、泽泻，上下散消其湿热之气。湿气大盛，主食不消化，故食减不知谷味，加炒曲以消之；更加五味子、麦门冬、人参，泻火益肺气，助秋损也。此三伏中长夏正旺之时之药也。

按东垣意见精密，立方中和。清暑益气汤，近世多宗之。然气血虚弱之人，用之最宜。如遇强壮者，不能取效，且助湿火，不可不斟酌也。

【注释】

［1］左迁：汉代贵右贱左，故将贬官称为左迁，后世沿用之。此处指气机下降。

［2］右迁：汉代贵右贱左，故将升官称为右迁，后世沿用之。此处指气机上升。

［3］尻（kāo）：指脊骨的末端。

【提要】引王肯堂对清暑益气汤方义及加减变化的论述。

【精解】王氏的论述明显具有明清时期方论的特点，第一，重视讨论病机与药物作用之间的关系；第二，讨论药物的治疗作用，多从性味、归经、升降浮沉入手，较少论及药物的功效与主治病证。在发展理论的同时，王氏的论述仍保留了汉唐遗风，如"心中痞，亦少加黄连"等论述。

【医案举隅】

现代研究表明，朱砂安神丸能够促进条件性恐惧消退，并能拮抗由条件性恐惧引起的睡眠障碍，具有镇心安神，清热养血之功效，主治心火亢盛，阴血不足所致的失眠、心悸怔忡等症。

（一）心悸

患者，男，57 岁，营销人员。2011 年 6 月 2 日诊。

［病史］心慌半年。患者有多年高血压病史，长期口服缬沙坦胶囊 80mg/d、硝苯地平控释片 30mg/d，血压控制尚可。半年来反复心慌、胸闷而收住他院。查三大常规、肝肾功能、血脂、血糖、甲状腺功能、肿瘤标志物、心脏彩超均未见异常。24 小时动态心电图：窦性心动过缓，室性期前收缩 5440 次，房性期前收缩 15 次，部分 ST-T 改变。心率 40~103 次 / 分，平均心率 57 次 / 分。加服盐酸曲美他嗪片、血塞通，10 天后出院。患者自觉心慌未能缓解，转来我院门诊。刻下：心悸不宁，心烦少寐，或有胸闷，叹息为舒，口干口苦。舌红少苔，脉缓结代。

［诊断］心火亢盛，灼伤阴血，心神不宁。

［治法］清心泻火，滋阴宁心。

［方药］朱砂安神丸：黄连 5 克，生地黄 15 克，炒当归 10 克，生甘草 6 克，郁金 10 克，丹参 15 克，佛手片 10 克，珍珠母（先煎）30 克，生龙齿（先煎）30 克，酸枣仁 20 克，炙远志 10 克，夜交藤 30 克。7 剂。

服药后心悸减，心烦少寐、口干等症亦减，唯大便偏干，睡眠不实，加柏子仁 15 克，改当归为 10 克继服。前后调治月余而症状不显，嘱其择期行冠状动脉造影明确诊断。

陈建明，钱旻，孔俊虹. 朱砂安神丸验案2则［J］. 江苏中医药，2012，44（07）：49-50.

按语： 患者患高血压病、室性期前收缩，属中医"眩晕""心悸"范畴。外院住院资料显示：患者基础心率偏慢且有室性期前收缩，自觉症状明显，住院中为明确心律失常原因，建议患者行冠脉造影检查，患者拒绝，外院医生考虑抗心律失常药物治疗的安全性，未予抗心律失常治疗，患者心悸不适、胸闷等症明显，转而求诊中医。就诊时患者表现为心火内扰，心神不宁。治疗选用朱砂安神丸为基本方，重用黄连清心泻火，并在原方基础上加珍珠母、生龙齿以重镇宁心，更加丹参、酸枣仁、炙远志、夜交藤、柏子仁以养心安神，郁金、佛手片以疏理气机，心悸、胸闷等症缓解。

（二）产后久热

患者，女，24岁。1981年6月8日初诊。

［病史］2个月前娩一男婴，产后身微热，自汗出，不恶寒，面赤，头痛，心悸。初未戒其意，灸之，后又服八珍汤数剂，发热仍月余不退，便注射青霉素半月，体温仍高。来诊时恶露已净，自诉胸中烦热，惊悸不寐，口渴喜饮。其面色微红，T：38.3℃，头额有灯火灸留下的数个疤痕，手心发热出汗。舌质红干，苔薄黄，脉数。

［方药］黄连15克，生地30克，当归12克，生甘草15克，知母20克，青蒿30克，栀子18克，地骨皮12克，龙牡各30克，朱砂2克（1日冲服1克）。

连进6剂，热退身凉，病霍然而愈。

李天杰. 朱砂安神丸临床运用举隅［J］. 四川中医，1986，（09）：7.

按语： 此患者产后阴血正虚，阳气浮散，家人却误以灯火灸复伤其血，风火相煽，其焰更旺。前医又在恶露未尽之时补以八珍，壅其瘀露，终致热势延续两月不退。所用朱砂安神丸加知母、青蒿、栀子、地骨皮诸药，意在增强潜阳摄纳、清热降火之力。恶露已尽，稍加滋填，阴复火平，故热退烦宁。

朱丹溪辨动静二暑

【原文】苦暑之时，无病之人，或避暑热，纳凉于深堂大厦，凉亭冷馆，大扇风车得之者，是静而得之，阴证也。其病必头痛，恶寒，身形拘急，肢节疼痛而心烦，肌肤大热无汗。

此为阴寒所遏，使周身阳气不得伸越，宜用辛温之剂，以解表散寒。用厚朴、紫苏、干葛[1]、藿香、羌活、苍术之类。若外既受寒，内复伤冰水生冷瓜果者，前药再加干姜、缩砂、神曲之类。此皆非治暑也，治因暑而致之病也。

按静得动得，分中暑伤暑，此论出自张洁古，后皆因之。夫盛暑之时，炎火若炙，无之非是，故古人闻避暑而未闻避寒。深堂广厦，正以避暑，安得入而中之？且房室阴凉，正可护卫阳气，又安得而遏伤之乎？即膏梁深处，必不能无冒暑应接，其伤暑者，亦于动中得之耳！老子曰：人能常清静，天地悉皆归一。静即可祛暑，何从而中也？至于冰水瓜果等寒物，多食自伤脾胃，亦生杂证。谓泻利诸证内有此物积聚则可，谓专以此致暑病则不可。若执口得寒物，身犯寒气，同冬时寒病治之，则谬以千里矣。

【注释】

[1] 干葛：指干葛根。

【提要】引朱丹溪对动静二暑的辨析。

【精解】结合前文"动暑""静暑"两节，可以看出自金元起，随着中医理论研究的不断开展，各家学说层出不穷，但疾病理论的演变仍有较为清晰的脉络可循。就暑证而言，《金匮要略》称为"暍"，记载感受暑热的白虎加人参汤证，夏月饮冷的一物瓜蒂汤证；张元素以劳而发病和静息受凉，将暑证分为"动暑""静暑"两类，其法一直影响到清代；明代张景岳根据证候性质提出"阴暑""阳暑"的分类方法，对辨证论治而言更为直观、明确，因而延续至今，临床仍以阴阳分类。

虽然暑证名目繁多，但从病因及证候表现看，大体可以分为暑热为主的阳证，和夏月受凉的阴证。治阳证当以清为主，兼顾暑湿；治阴证当以温为主，兼顾寒湿水饮。

方古庵论

【原文】寒则伤形，热则伤气，何以言之？人与天地同一橐籥[1]。夏月，天之气浮于地表，则人之气浮于肌表。况被盛暑所伤，肤腠疏豁[2]，气液为汗，发泄于外，是表里之气俱虚矣。不善摄生者，暑热伤于外，生冷戕[3]于中，若之何而能运化也？是以水谷停积而为湿热。发为呕吐，为泄泻，甚则吐泻俱作而挥霍闷乱也。若不即病，湿热怫郁于内，他日为疟为利之所由矣。今大顺散非治暑热之药，乃治暑月饮凉过多为病之剂也欤！

【注释】

［1］橐籥（tuó yuè，坨月）：原意指古代鼓风吹火用的器具。《道德经》："天地之间，其犹橐籥乎？"故而此处是表达人与天地跟鼓风吹火的风箱一样，有阴阳变化，气机升降的过程。也比喻动力，源泉。

［2］疏豁：疏指疏松，豁原意指开阔、敞亮。此处指肌肤疏松。

［3］戕（qiāng，枪）：指伤害，侵袭。

【提要】引方广对朱丹溪理论的发挥。

【精解】方广，字约之，号古庵，明代医家。私淑朱丹溪，著《丹溪心法附余》二十四卷，对朱丹溪理论进行了深入阐发。本节为方氏对暑证的论述，以橐籥譬喻人体与天地的气机流动，不论暑热外伤、生冷内戕，均影响气机正常运动而发病。虽然没有展开讨论病证，但将夏月暑证发生的关键点明。夏月暑热亢盛，伤人则发暑热病证；人为避暑，饮食生冷则内伤脾胃，吐泻霍乱。

王安道中暑中热辨

【原文】洁古云：静而得之为中暑，动而得之为中热。中暑者阴证，中热者阳证。东垣云：避暑热于深堂大厦，得之者名曰中暑，其病必头痛恶寒，身形俱急，肢节疼痛而烦心，肌肤火热无汗，为房室之阴寒所遏，使周身阳气不得伸越，大顺散主之。若行人，或农夫，于日中劳役得之者，名曰中热，其病必苦头痛，发躁热恶热，扪之肌肤大热，必大渴引饮，汗大泄，无气以动，乃为天热外伤肺气，苍术白虎汤主之。窃谓暑热者，夏之令也，大行于天地之间。人或劳动，或饥饿，元气亏乏，不足以御天令亢极，于是受伤而为病，名曰中暑，亦名曰中热，其实一也。今乃以动静所得分之，何哉？夫中暑热者，固多在劳役之人，劳役则虚，虚则邪入，邪入则病。不虚则天令虽亢，亦无由以伤之。彼避暑于深堂大厦，得头痛恶寒等症者，盖亦感冒微风，或静夜着凉耳，不可以中暑名之。其所以烦心与肌肤火热者，非暑邪也。身中阳气，受外邪所遏而作也。既非暑邪，其可以中暑名乎？苟欲治之，则辛温轻扬之剂，发散可也。夫大顺散一方，甘草最多，干姜、杏仁、肉桂次之，除肉桂外，其三物皆炒者，原其初意，本为冒暑伏热，引饮过多，脾胃受湿呕吐，水谷不分，脏腑不调所立，故甘草、干姜，皆经火炒熟。又肉桂而非桂枝，盖温中药也。内有杏仁，不过取其能下气耳。若以此药治静而得之之证，吾恐不能解表，反增内烦矣。今世俗往往不明，类曰夏月阴气在内，大顺散为必用之药。吁！其误也不亦甚欤！夫阴气非寒气也，盖夏月阳气发散于外，而阴气则在内耳，岂竟视阴气为寒气，而用温热之药乎？阴果为寒，何以夏日则饮冰乎？然则苍术白虎汤，岂可视为通行之药，必参之治暑诸方，随所见之证而用之，然后合理。若夫所谓静而得之之证，虽当夏月，即非暑病，宜分出之，勿使后人有似同而异之惑。

【提要】引王安道对"动暑""静暑"的讨论。

【精解】张元素、李东垣按动静发病分类，又将动而发病者称为"中热"，静而发病者称为"中暑"。这种概括可能与他们所处的时代有关，平民暑热劳作田间，受邪后表现出热证；尊荣人于阴凉处避暑，受邪后表现出寒凉证，同一季节发病，时令相同而证候、治法各异，故用"中热""中暑""动暑""静暑"等名词加以区分。王安道则提出："名曰中暑，亦名曰中热，其实一也。"这里的"一"就是指当令的"暑"，也就是将"中热""中暑"两种病证，统一到"暑证"之中。在用药方面，表现为"中热"的"动暑"用白虎加苍术汤；表现为"中暑"的"静暑"用大顺散。从本质上讲，虽然以发病之动静分类，但治疗仍以疾病性质为据，"治寒以热，治热以寒"。也许正是这个原因，明代张景岳最终抛开发病之动静，专以疾病性质之寒热，按阴阳分类。

附 医案十三则

【原文】罗谦甫治蒙古百户，因食酒肉，饮潼乳[1]，得霍乱吐泻证。从朝至午，精神昏愦已困，急来告罗视之。脉皆浮数，按之无力，所伤之物已出矣。即以新汲水半碗，调桂苓白术散，徐徐服之，稍得安静。又于墙阴掘地约二尺许，贮以新水，在内搅动，待一时澄定，用清水一杯，再调服之，渐渐气调，吐泻遂止，至夜安卧。翌日微烦渴，遂煎钱氏白术散，时时服，良愈。或曰：用地浆者何也？曰：坤属地，地属阴，土平曰静顺，感至阴之气。又于墙阴贮新汲水以收重阴之气也。阴中之阴，能泻阳中之阳。霍乱因暑热内伤所得，故用地浆治之也。

又治提举公，年近八十，至元丙寅六月初四日中暑毒，霍乱吐利，昏冒终日，不省人事，时夜方半，请罗治之。诊其脉洪大而有力，一息七八至，头热如火，足冷如冰，半身不遂，牙关紧急，因思《内经·五乱篇》中云：清气在阴，浊气在阳，营气顺脉，卫气逆行，乱于胸中，是谓大悗；乱于肠胃，则为霍乱。于是霍乱之名，自此而生。盖因年高气弱，不任暑气，阳不维阴则泻，阴不维阳则吐，阴阳不相维，则既吐且泻矣。前贤见寒多以理中丸，热多以五苓散为定法。今暑气极盛，阳明得时，况因动而得之，中暍明矣。非甘辛大寒之剂，则不能泻其暑热，坠浮溜之火，而安神明也。遂以甘露散，甘辛大寒，泻热补气，加白茯苓以分阴阳，约重一两，冰水调灌，渐渐省事，而诸症悉去。后慎言语、节饮食三日，以参术调中汤之剂增减服之，理正气，逾十日后方平复。

又治一仓官，季夏时，病胸项多汗，足逆冷谵语，医者不晓，杂治经旬。罗诊之，关前濡，关后急，当作湿温治。盖先受暑，后受湿，暑湿相搏，是名湿温。先以白虎加人参汤，次以白虎加苍术汤，病渐退，足渐温，汗渐止，三日愈。此名贼邪，误用药，有死之理。心病中暑为正邪；中湿得之从所不胜者，为贼邪。今心受暑而湿邪胜之，水克火，从所不胜是也。五邪中之最逆也。《经》曰：湿温之脉，阳濡而弱，阴小而急，濡弱见于阳部，湿气搏暑也。小急见于阴部，暑气蒸湿也。暑湿相搏名曰湿温，是谓贼邪也。予亦素有停饮之疾，每至暑月，两足漐漐未常干，服此药二三服即愈。

滑伯仁治一人，病自汗如雨，面赤身热，口燥心烦。盛暑中且帷幕周密，自以至虚亡阳，服术、附数剂，脉虚而洪数，舌上苔黄。伯仁曰：前药误矣，轻病重治，医者死之。《素问》云：必先岁气，毋伐天和。术、附岂可轻用，以犯时令。又云：脉虚身热，得之伤暑。暑家本多汗，加之刚剂，脉洪数而汗甚，乃令撤幔开窗，少顷渐觉清爽，以黄连、人参、白虎三进而汗止大半，诸症亦减。兼以既济汤，渴用冰水调天水散，七日而愈。

丹溪治一人，夏发大热大汗，恶寒战栗，不自禁持，且烦渴，此暑病也。脉虚微细弱而数，其人好赌，致劳而虚，以人参竹叶作汤，调辰砂四苓散，八帖而安。

又治一人，年五十，质弱多怒，暑月因怒后患痢，口渴，自引蜜水，病缓数日。后脉稍大不数。朱令以参术汤调益元散饮之利减。数日后倦甚，发咳逆，知其久下阴虚，令守前药，利尚未止，以炼蜜与之，众欲用姜、附，朱谓阴虚服之必死，待前药力到自愈。又四日，咳逆止，利除。

吴茭山治一妇，冬月感病，洒洒恶寒，翕翕发热，恶食干呕，大便欲去不去。诸医皆以虚弱痰饮治之，以二陈、补心等药，服不效，延及半月。吴诊其脉虚而无力，类乎伤暑，众不然之，究问病因，其妇曰：因天寒换着棉衣，取棉套一床盖之，须臾烦渴、寒热、呕吐，延绵至今耳。吴曰：诚哉伤暑也！盖棉套晒于盛暑，夹热收入笥中，必有暑气，尚未开泄，今人体虚，得之易入，故病如是。其妇曰：然。遂制黄连香薷饮，连进二服而愈。

陈斗岩治伦司成，身中昏晕不知人，自汗瘈疭，医以为中风。陈曰：人迎脉过盛，病因饮后便凉，痰火妄动，非中风也。以清暑益气汤一剂而愈。

汪希说治一壮男子，形色苍黑，暑月客游舟回[2]，患呕哕颠倒，不得眠，粒米不入六日矣，脉沉细虚豁[3]。诸医杂投藿香、柴、苓等药不效，危殆。汪曰：此中暑也。进人参白虎汤，人参五钱，服下呕哕即止，鼾睡五鼓[4]方醒，索粥，连进二三服，乃减参，稍轻，调理数剂而愈。

汪石山治一人，年三十余，形体瘦弱，病上吐下泻，水浆不入口者七日，自分死矣。汪诊脉八至而数，曰：当夏而得，是脉暑邪深入也，吐泻不纳水谷，邪气自甚也，宜以暑治。遂以人参白虎汤进半杯，良久复进一杯，觉稍安。三服后减去石膏、知母，以人参渐次加至四五钱，黄柏、陈皮、麦冬等随所兼病而佐使，一月后平复。

又治一人，年三十余，忽病渴热昏闷，面赤倦怠。汪诊之，脉皆浮缓而弱，两尺尤甚。曰此得之色欲，药宜温热。其人曰：先生之言诚然也，但病热如此，复加热药，惑矣。汪曰：寒极生热此证是也，肾虚寒者，本病也。热甚者，虚象也。譬如雷火[5]，雨骤而火愈炽，日出火斯灭矣。遂以附子理中汤煎熟，冷服，三帖，热渴减半，再服清暑益气汤，十帖而安。

又治一妇，形色脆白，年五十余，忧劳六月，背疮艾灸百余壮，疮散病疟，身热自汗，口渴头晕，吐呕泄泻，不进饮食，寒少热多，自用清暑益气汤病甚。汪诊左脉浮微，似有似无，右脉浮小，按之不足。曰：病虽属疟，当作虚治。依方而用清暑益气汤，固与病宜，但邪重剂轻，病不去耳。今以参、术加作五钱，黄芪三钱、茯苓一钱、陈皮七分、甘草五分，煎服病退。

石山翁年逾六十，形质近弱，八九月酷热时往来休歙[6]，外有药剂之劳，内有病者之忧，内外弗宁，昼夜不静。至十月初旬，疟作三日，午后一发，寒热不甚，喜热恶寒，寒去热来，则觉爽快。口干微渴，临发昏倦嗜卧，左脉沉小而数，右脉浮濡无力，亦近于数，独脾部弦而颇洪，疟去则脉皆大小浮沉相等，微觉缓弱而已。初服补中益气汤十余帖，病无加减。夜苦盗汗，继服当归六黄汤，黄芪每帖四钱，五帖汗止，疟如旧。再服白虎汤，人参四钱、石膏三钱、知母一钱、甘草六分、米一撮，煎服十余帖而愈。

又治一人，病霍乱，欲吐不吐，欲泻不泻，心腹绞痛，脉之沉伏如无，此干霍乱也。急令盐汤探吐宿食痰涎碗许，遂饮与六和汤而愈。

【注释】

[1] 潼乳：马奶酒。

[2] 囘（huí，回）：同"回"。

[3] 虚豁：《博雅》：豁，空也。此处指脉象虚而空。

[4] 五鼓：夜晚的一个时段，即五更天。

[5] 雷火：雷鸣和电闪。

[6] 休歇（xī，息）：同"息"，指敛息。

【提要】 暑病医案十三则。

【精解】 本节实际上列出了医案十四则，包括元、明两代7位名家治暑湿相关疾病的医案十三则以及一则医家自病自治的医案，涉及疾病包括中暑、中暍、湿温、冬日伤暑、暑痫、寒极生热证、霍乱吐泻、干霍乱、疟、痢等，治法与处方亦不尽相同，体现了暑病多兼夹、变化多端的特点，临证要根据脉症，随证而治，善于变通。

首先列元代罗谦甫医案三则。第一则是治疗蒙古百户之霍乱吐泻证，其属饮酒食肉，暑热内伤，治以新汲水调桂苓白术散徐徐服之，同时，饮以地浆。其吐泻得止，后用钱氏白术散善后调理。第二则是八旬老人于暑月中暑毒，霍乱吐利，昏冒终日，不省人事，病情急重。病属中暍。用甘露散甘辛大寒，泻热补气，安神明。加茯苓一两，冰水调灌，渐渐省事，而诸症悉去。后慎言语、节饮食三日，以加减参术调中汤理正气，十余日后复。第三则为季夏季节，一仓官病见胸项多汗，足逆冷谵语，前医误诊误治十余日，罗氏诊断为湿温。先以白虎加人参汤，次以白虎加苍术汤，病渐退，足渐温，汗渐止，三日愈。

第四则为元代滑伯仁医案。病家于盛暑季节，因伤于暑而见自汗如雨，自己误诊为亡阳之证，误服术附数剂，而更见脉洪数而汗甚，至滑氏诊为暑病，乃令撤幔开窗，药以白虎汤重在清热，加黄连以清热解毒，加人参以补气阴，三剂药后，汗止大半，诸症亦减。随后兼以既济汤，渴用冰水调天水散等清热养阴，七日而愈。

第五、第六则为元代朱丹溪二则医案。一则为病家因赌劳累至体虚，夏月患暑病，症见大热大汗、恶寒战栗、烦渴，脉虚微细弱而数，此乃暑湿困脾扰心兼有气阴两虚，故治以人参竹叶作汤，调辰砂四苓散，八帖而安。一则为暑月痢疾，朱氏用参术汤调益元散，益气健脾、清暑利湿后痢止。后该患者又出现乏力、咳嗽等症，其他医家要用姜、附等辛温之品，朱氏认为此处之乏力咳嗽是久下伤阴所致，坚持不用姜附，告病家待前方药力到后自愈，果验。

第七则为吴荾山医案，一妇人，冬天因盖盛暑晒过之棉套中之暑气，而发伤暑，症见恶寒、发热、恶食干呕、大便不爽等，前医误诊为痰饮，迁延半月。吴氏诊其脉虚而无力，类乎伤暑，追问病因后，虽在冬日，却是伤暑。用黄连香薷饮发表解暑、调和营卫，二服而愈。

第八则为陈斗岩医案，以清暑益气汤治疗一例暑月痰火妄动而见昏晕不知人、自汗瘈疭的患者。

第九则为汪希说医案，一壮年男子，暑月症见呕哕颠倒、不得眠，粒米不入六日，脉沉细虚芤。前医认证不准，治疗不效，病情危急。汪氏诊以中暑，用人参白虎汤治疗后愈。

第十至第十四为汪石山医案四则。

第十则为汪氏治疗一例夏月感暑邪而发之霍乱吐泻证，病上吐下泻，水浆不入口者七日，脉八至而数，治从暑热，用人参白虎汤少量缓服，后减去石膏、知母辛凉清暑热之药，并逐渐加大益气养阴之人参至四五钱，并随症加减黄柏、陈皮、麦冬佐使，一月后病愈。

第十一则为汪氏治疗一例青年男子渴热昏闷、面赤倦怠，脉皆浮缓而弱，两尺尤甚。汪氏诊为寒极生热证，病因房劳伤肾，本为虚寒，标为火热。先以附子理中汤冷服三帖治其本，热渴减半，继以清暑益气汤治其暑热，十帖而安。

第十二则为汪氏治疗一例老年妇女之疟疾。该妇女在暑热季节，因得背疮，用艾灸百余壮治疗后，疮愈，但又病疟，症见身热自汗、口渴头晕、吐呕泄泻，不进饮食，寒少热多，自用清暑益气汤后，病情加重。汪氏诊左脉浮微，似有似无，右脉浮小，按之不足。汪氏认为病虽属疟，当作虚治，用清暑益气汤可以，但邪重剂轻，故病不去。加大参、术用量至五钱，黄芪加至三钱，陈皮加至七分，仍用甘草五分，另加茯苓一钱，煎服病退。

第十三则为汪氏自己患疟后的治疗经过，八九月酷热时，汪氏因诊务繁忙，劳伤形神，十月初，疟作三日，先后服用补中益气汤十余贴、当归六黄汤等，疟均如旧，最终是服用白虎人参汤十余帖而疟愈。正如《内经》所言"夏伤于暑，秋必痎疟"，汪氏此病，本是伤于暑热，虽在秋日，仍需治病求本，用石膏、知母清其暑热，用人参、粳米、甘草扶其所伤气阴。

第十四则为汪氏治疗一例干霍乱，病欲吐不吐，欲泻不泻，心腹绞痛，脉之沉伏如无，急令盐汤探吐宿食痰涎碗许，遂饮与六和汤而愈。

暑病论

【原文】周禹载曰：仲景本《内经》病热之旨，申伏气之论，特叙夏月热病，白虎汤之治，可谓精矣。乃复出暍病于《金匮》中曰：太阳中热者，暍是也。正恐人误认为热病，故又言暍自外来而入，热由内伏而发，实为两途。然暑为夏火之令，伤人之气，脉虚身热，遂令人大渴，齿燥，汗出而喘，与伏发无异，并治以白虎汤，俱主甘寒去热，苦寒除火，甘温益中。益中者，以暑伤气，故益之。然津液耗甚者，必加人参，与辛散、温散之味不相涉也。或谓伏发自内，白虎宜也。中暍既由外而内，何为遽[1]用里药？则以风药略兼表散，似无不可。愚谓千古之误，正在于此，虽夏暑与冬寒对峙，而表里则大不同也。冬月腠理密，即卫虚而受者，必以渐进何也？外阴而内阳也。若夏月，则人身已阳外而阴内，外垣[2]既撤，暑得直入，故风寒必显有余，有余者，邪也。暑气必显不足，不足者，正也。今人以香薷一味，谓伤暑必用之药，不知乘凉饮冷，遏抑阳气，或致霍乱者宜之。若强力作劳，内伤重者，清暑益气，庶几近之。苟用香薷，是重虚其虚矣。况可以表散辛温之味，加于其间乎？计部张凤逵先生编辑诸书，特救其谬，我北海林夫子申明大义，并集名案，以表其后，不亦胜任而愉快耶！余小子又复为之辨者，愿以白虎汤为主治，清暑益气辅之，亦必随证加减。至于天水散、甘露饮诸方，皆可引用。如节庵之论，吾未见其可也。设有疑者，请观汗下温针之禁，本于仲景圣人。至有夹食而吐利，夹气而胀闷，夹寒而厥逆，兼风而畏寒，要皆本于脉以测识，而毋庸混淆，然后知圣人之论者，常也，随其所遇者，变也。明其常则善于处经，通于变而靡不善于用权者，则有昔贤之案在。亦惟洞晓伤寒书者，可以神而明之也。

【注释】

[1] 遽：立刻，马上。

[2] 垣（yuán，原）：原意指墙，此处指外部肌腠。所在句表达夏月时腠理疏松。

【提要】周氏对暑证的讨论。

【精解】暑病一章，全篇基本引述历代医家的见解，仅此一节为周氏个人观点的发挥。本节大体可分为几层意思，第一，夏月的热证有新感的暑热证与伏气引发的"夏月热病"，虽然均表现为热证，但发病途径不同。第二，夏月新感暑热耗气伤津，所以治疗在使用白虎汤清热的基础上还要加人参以扶正。第三，夏月新感暑热（中暍）是外感，但由于腠理开泄，邪气可以直入于里，因此治疗不宜用辛温解表（风药表散），反而要直清里热。第四，香薷等辛温表散药，应针对夏月乘凉饮冷等病证而用。第五，确定白虎汤为主，清暑益气汤为辅的治疗方法。第六，病有兼夹，要根据脉症，随证而治，善于变通。

可以说周氏的论述层层推进，针砭时弊，已经阐明了暑热证的特征与治疗要点。但对夏月感寒、贪凉饮冷而发的阴暑（或称静暑），仅通过驳斥妄用香薷的论述一笔带过，与前文大量引用历代医家的论述，阴暑、阳暑对举的做法显得有些矛盾。结合前文大量关于伏气的论述，推测周氏立论大体旨在新感与伏邪之别。

暑病方二道

【原文】白虎加人参汤　一物瓜蒂汤（方俱见前）
【提要】汇总本卷正文出现的治疗暑病诸方。

附　集方二十九道

【原文】

五苓去桂加香薷汤

猪苓　茯苓　泽泻　白术　香薷
上五味等份，水煎服，无时。

消暑丸

半夏（十二两，醋煮干）　生甘草　茯苓（各四两，去皮）
上为末，姜汁煮，糊丸如桐子大，每服二钱，热汤下。

香薷饮

厚朴（制）　白扁豆（各半斤，炒）　香薷（一斤）
上㕮咀，每服五钱，水一钟，入酒一杯，煎七分，沉冷，不拘时服，热则作泻，香薷须陈者佳。

桂苓甘露饮

茯苓（去皮）　白术（土炒）　猪苓（去皮）　滑石（各二两，研）　寒水石（研）

甘草（炙） 泽泻（各一两） 肉桂（三钱）

上为末，每服二钱，热汤、冷水任下，入蜜少许更妙。

一方加人参、香薷、甘草。

益元散 方见前

清暑益气汤

人参（一钱） 白术（五分，炒） 黄芪（一钱） 苍术（一钱） 升麻（一钱） 神曲（五分，炒） 陈皮（五分） 甘草（五分） 当归（五分） 麦门冬（五分，去心） 黄柏（五分） 五味子（三分） 葛根（三分） 泽泻（三分） 青皮（三分）

上水煎，温服，无时。

清燥汤

黄芪（一钱五分） 五味子（九粒） 黄连 神曲 猪苓 柴胡 甘草（各二分） 苍术 白术 麦门冬 陈皮 生地黄 人参 泽泻（各五分） 茯苓 当归 升麻（各三分） 黄柏（二分，酒拌）

上水煎，服无时。

白虎加苍术汤　竹叶石膏汤 二方俱见前

白虎加人参竹叶汤 即前白虎汤加人参三两、竹叶二把

消暑十全散

香薷（二钱） 白扁豆（炒，捶） 厚朴（姜汁炒） 木瓜 陈皮（一作半夏） 甘草（炙） 白术（姜汁炒） 茯苓 藿香 苏叶（各一钱）

上水煎，热服，无时，取微汗。

十味香薷饮

香薷（二钱） 人参 黄芪 白术 茯苓（各一钱） 甘草（五分，炙） 白扁豆 陈皮 厚朴（各一钱，姜炒） 木瓜（五分）

上以水二钟，煎七分；欲令汗，热服。欲利水，冷服。

如伏暑，去人参、黄芪，加黄连、藿香、泽泻。

六和汤

缩砂仁（炒，研） 半夏（汤泡七次） 杏仁（去皮、尖） 人参（去芦） 甘草（各一两，炙） 赤茯苓（去皮） 藿香 白扁豆（姜汁略炒） 木瓜（各二两） 香薷 厚朴（各四两，姜汁制）

上㕮咀，每服一两，水二钟，生姜三片，枣一枚，煎一钟，温服。

藿香正气散

大腹皮（黑豆水洗七次） 白芷 茯苓（去皮） 白术（土炒） 厚朴（姜汁炒） 桔梗 紫苏叶 甘草（各一两，炙） 藿香 陈皮（各三两，去白） 半夏（二两，汤洗七次）

上㕮咀，每服一两，水二钟，生姜三片，枣一枚，煎一钟，温服。

选奇汤

羌活（一钱五分） 防风（一钱） 甘草（一钱五分，夏生，冬炙） 黄芩（一钱，酒炒，热甚倍用）

上水煎，食后稍热服。

冷香饮子

附子（生用） 草果 橘红 甘草（各一钱，炙） 生姜（五片）

上水煎，冷服。

浆水散

附子 干姜（炮） 甘草（炙） 肉桂（各五钱） 高良姜 半夏（各二钱，半醋制）

上用浆水煎，去滓冷服（浆水即点乳酪淡醋也）。

如虚热喘乏，加人参；汗多加黄芪、五味子。

大顺散

甘草 干姜（各五钱） 杏仁（去皮、尖） 官桂（各三钱）

上先将甘草用白砂炒，次入姜，却下杏仁炒，过筛去砂，合桂为末，每服三钱，沸汤调下。

黄连香薷散

香薷（二钱） 厚朴（一钱，姜制） 黄连（五分，酒蒸）

上水煎，冷服。

加减泻黄散

黄连 茵陈（各五分） 黄柏 黄芩（各四分） 茯苓 栀子（各三分） 泽泻（二分）

上㕮咀，都作一服，水一大盏，煎至六分。去滓，食前稍热服。一服减半，待五日，再服。

二香散

藿香（一两） 半夏（姜制） 陈皮 桔梗 白术（土炒） 茯苓 苏叶 厚朴（姜汁炒） 黄连（各二两，去须） 香薷（一斤） 白扁豆（八两，炒） 白芷（一两） 甘草（二两五钱） 大腹皮（黑豆水捶洗七次）

上㕮咀，每服一两，水二钟，生姜三片，葱白二根，煎一钟，食后温服。

枇杷叶散

枇杷叶（二两，去毛，炙） 香薷（七钱五分） 白茅根 麦门冬（去心） 甘草（炙） 木瓜（各一两） 丁香 陈皮（去白） 厚朴（各五钱，去皮，姜汁炒）

上为末，每服二钱，水一钟，生姜三片，煎服。如止渴燥，去丁香，加知母，冷水调下。

百合汤

百合（一钱二分）　人参（五分，去芦）　柴胡（一钱，去芦）　黄芩（一钱）　知母（八分，去毛）　陈皮（一钱，去白）　甘草（五分）　生地（七分）

上㕮咀，水二钟，姜三片，捶法，醋炙鳖甲，煎之温服。

如渴加栝楼根；胸中烦热加山栀；头痛加羌活、川芎；呕吐加姜炒半夏；胸满加枳壳、桔梗；食复者加枳实、黄连；甚重大便实者加大黄；胸中虚烦加竹茹、竹叶；瘥后干呕，错语失神，呻吟不寐，加黄连、犀角；咳喘加杏仁；血少心中惊惕加当归、茯神、远志；虚汗加黄芪；疲倦加白术；肠鸣加煨生姜；劳复时热不除加葶苈、乌梅、姜汁。

加味胃苓丸

苍术（五两）　陈皮（三两）　厚朴（二两）　甘草（二两，炙）　白术（四两）　茯苓（二两）　肉桂（二两）　猪苓（二两）　泽泻（二两，去毛）　人参（一两，去芦）　黄连（一两，姜汁炒）　白芍（二两，炒）

上为末，蜜丸，每服五六十丸，清米汤下。

黄龙丸

黄连（二斤，去毛）

上以好醋煮干为末，面糊丸，桐子大，每服三十丸，热汤下。

玉露散

寒水石　滑石（去黄垢土）　石膏（火煅）　栝楼根（各二两）　甘草（一两）

上为细末，每服五钱，新汲水调下。

却暑散

赤茯苓（四两）　寒食面　生姜（各一斤）　甘草（四两，生）

上为末，每服二钱，白汤调下。

伤暑霍乱转筋危急方

吴茱萸（三钱）

同黄连炒至烟起，方取去黄连，将茱萸煎汤一大盏，温服。

香连丸

木香（二两）　陈皮（二两）　地榆（一两）　枳壳（二两，麸炒）　黄连（八钱，吴茱萸炒）　枳实（一两，麸炒）　槟榔（二两）　槐角子（一两五钱）　益元散（二两）

上为末，醋糊丸，每服一钱。红痢，米汤下；白痢，姜汤下，或白汤下。日三服，或汤一丸二亦可。老弱数服后即当温补。

【提要】汇总本卷附篇所列方二十九首。

【精解】暑病卷中部分篇章，在讨论治疗时仅列方名。此处将各方的组成及用法详列，以补前文不足，可前后相互参看。

【医案举隅】

陆圣祥之女，方四岁，新秋患血痢，而稀粪出于前阴。作冷热不调食积治，与五苓散，服香连丸，二剂而愈。

陶御风. 皕一选方治验实录［M］. 北京：人民卫生出版社，2010：777.

疫病方论

卷四

【原文】吴又可曰：疫疠之邪，从口鼻而入，舍于伏脊之内，去表不远，附胃亦近，乃表里之分界，即《内经·疟论》所谓横连膜原者也。其热淫[1]不正之气，本气充满者，或不受邪，适有内因，便乘外因。感之浅者，或俟有触而发；若感之深者，中而即病也。其始阳格于内，营卫运行之机，阻抑于表，遂觉凛凛[2]恶寒，甚则四肢厥逆，至阳气困郁而通，厥回而中外皆热，昏昧[3]不爽，壮热自汗，此时邪伏膜原，纵使有汗，热不得解。必俟伏邪已溃，表气潜行于内，精气自内达表，表里相通，振栗大汗，邪方外出，此名战汗，脉静身凉而愈也。若伏邪未尽，必复发热，其热有久、有浅，因所感之轻重也，因元气之盛衰也。要皆始先恶寒，既而发热，至于发出，方显变证。其证或从外解，或从内陷。外解则易，内陷则难。更有先、后、表、里不同，有先表后里者，有先里后表者，有但表而不复里者，有但里而不复表者，有表而里再表者，有里而表再里者，有表里分传者，有表多于里者，有里多于表者，此为九传。从外解者，或发烦，或战汗自汗；从内陷者，胸膈痞闷，心下胀满，腹中痛，燥结便秘，热结旁流，协热下利，或呕吐恶心，谵语、舌黄及黑苔芒刺等证，因证用治。脉不浮不沉而数，昼夜皆热，日晡益甚，头疼身痛，不可用辛热药汗之，又不可下，宜用达原饮以透膜原之邪为当也。若见各经，加入引各经药，不可执滞。感之轻者，舌苔亦薄，脉亦不甚数，如此者必从汗解。如不能得汗，邪气盘错于膜原，表里不相通达，未可强汗，衣被逼汗，汤火劫汗也。感之重者，舌上苔如粉渍，药后反从内陷，舌根先黄，渐至中央，此邪渐入胃也，前方用大黄下之。若脉长洪而数大，汗多，此邪气适离膜原，欲表未表，白虎汤证也。如舌上纯黄色兼见里证，此邪已入胃，乃承气汤证也。有两三日即离膜原者；有半月十日不传者；有初得之四五日，厌厌聂聂^[5]，至五六日，陡然势张者。凡元气胜者，毒易传化；元气薄者，邪不易化，即不易传。故曰邪与元气不两立也。倘有他病久亏，适又感邪，能感而不能化，安望其传。不传则邪不去，淹留日久，愈沉愈伏，因误进参、芪，愈壅愈固，不死不休也。

达原饮

槟榔（二钱）　草果（五分）　厚朴（一钱）　知母（一钱）　芍药（一钱）　甘草（五分）　黄芩（一钱）

上七味，以水二钟，煎八分，温服。

【注释】

[1] 热淫：热邪过盛。

[2] 凛凛：寒冷的样子。

[3] 昏昧：昏沉。

[4] 膜原：广义膜原：泛指伏邪在体内潜伏的部位；狭义膜原：为内外交界之地，乃一身之半表半里，居于卫表肌腠之内，五脏六腑之外的膜及膜所围成的空样结构。

[5] 厌厌（yān，烟）聂聂（niè，涅）：厌厌，安缓貌；聂聂，轻浮无力。

【提要】概述疫病病因、发病途径、证候特点、传变规律、治疗原则等。

【精解】本节引吴又可对疫病病因及发病途径的思想，内容与《瘟疫论》原文略有出入。其核心内容可以归纳为以下几方面：第一，疫疠之邪从口鼻而入，潜伏于膜原，感邪轻重影响发病时机。第二，疫病初起病机为阳气格拒于内，故见恶寒、四逆等症，待阳气疏通，则表现为内外皆热之证。第三，战汗之后，脉静身凉为病退；如伏邪未尽，则可能出现变证。第四，其邪气有外解、内陷两种发展方向，传变规律可以概括为"九传"。第五，如感受邪气较轻，可以用达原饮以透膜原之邪，使从外而解；如感邪较重，邪从内陷，则考虑用大黄攻下、白虎汤清热等方法治疗。第六，疫病的传变与患者感邪轻重及自身元气强弱有关，但在邪气未除之时，不宜妄用补药。

【医案举隅】

达原饮是临床常用方，现代研究显示本方具有调节内分泌、增强机体免疫力，以及抗病毒、抗菌、抗炎、抗疟原虫等作用，可用于慢性胆囊炎、慢性胃炎、病毒性肝炎、流行性感冒、疟疾、钩端螺旋体病等临床表现符合温疫或疟疾者。

（一）布氏杆菌病

患者，女，52岁。2011年3月4日初诊。

[病史] 主诉：间断发热伴关节疼痛2个月。患者2个月前出现发热，最高体温达40℃，伴恶寒，关节疼痛，偶有咳嗽，就诊于当地医院，疑为"感冒"，应用解热镇痛药物（布洛芬等），朝服药，热退汗出，汗出如洗，暮复发热，如是反复，遂于疾病预防控制中心查布氏杆菌试管凝集试验，结果提示1：800，仔细询问患者曾于6个半月前至内蒙古2个月，期间曾食用羊肉，后查血培养提示马耳他布鲁菌，故初步诊断布氏杆菌病。西医以利福平、四环素和链霉素三联抗菌治疗6周后，仍间断低热，复查凝集实验提示1：100，再次三联抗菌治疗，但关节疼痛症状缓解不明显，遂来求治中医。诊见：午后低热，关节疼痛，肌肉酸痛，纳呆，二便调，眠差。苔白厚腻，脉缓。

[诊断] 邪阻膜原证。

[治法] 疏利透达膜原湿浊。

[方药] 达原饮加减：厚朴15克，草果仁10克，石菖蒲15克，藿香10克，白蔻仁15克，滑石10克，知母10克，黄芩10克，羌活10克，独活10克。日1剂，水煎，早晚分服。

3周后，患者诉体温恢复正常，夜寐安，关节疼痛较前明显缓解。于上方基础上稍作加减，调理2个月后，患者症状全消，复查试管凝集试验＜1：50。随访半年，患者痊愈。

曹广秋. 贾建伟从湿论治布氏杆菌病1则［J］. 河南中医，2013，33（5）：764.

按语：该病为"湿邪"作祟，属中医学"湿温"的范畴。即病初湿热秽浊之邪郁伏膜原者，阻遏阳气，可见恶寒、发热、汗出，湿浊停着肌肉筋脉，故见肌肉酸痛、关节疼痛，且湿著，故苔白厚腻，或如积粉，脉缓。而在治疗上则遵《温疫论》，开达膜原，辟秽化浊，清热解毒，以使秽浊得化，热毒得清；羌活、独活胜湿止痛，利关节。

（二）自汗

患者，男，33岁。2008年11月18日初诊。

[病史] 低热、自汗1月余。经胸透及化验血常规、尿常规、血沉等均未见异常，用西药治疗无效，故来就诊。面色灰黄而垢，语声重着，汗出如洗，夜间尤甚，头晕体重，胸脘痞闷，纳呆乏力，口干黏腻，大便不爽。体温

37.5℃。苔白厚如积粉而滑腻，脉弦滑数，重按无力。

［诊断］脉症合参，此乃邪伏膜原，痰湿郁阻三焦经络所致。

［治法］开达膜原，避秽化浊，通利三焦。

［方药］达原饮合三仁汤加减：草果、厚朴、槟榔、柴胡、木通、半夏、黄芩、知母、白蔻仁各12克，杏仁、滑石各10克，薏苡仁30克。每日1剂，水煎服。

3剂后，体温36.5℃，汗出大减，继服10剂，诸症皆平。

樊莹丽，荆秀芳. 达原饮治验举隅［J］. 山西中医，2009，25（9）：6

按语： 以舌苔白厚如积粉而滑腻为辨证要点，本证实属湿热之邪伏于膜原，痰湿郁阻三焦，气化不利。故以厚朴除湿散满，草果辛香避秽，槟榔破结，使邪速溃；柴胡为引，直捣半表半里湿浊之邪；再合三仁汤宣化畅中，清热利湿，而获显效。

（三）慢性浅表性胃炎

患者，男，39岁。于2009年7月30日来诊。

［病史］诉胃胀痛、干呕、食欲差加重2周。电子胃镜检查示：慢性浅表性胃炎。诊见：面色萎黄，呃逆，纳呆，倦怠，大便不爽，小便黄。舌边深红，苔白厚如积粉，脉滑数。

［诊断］证属痰湿阻遏于中，热伏于里。

［治法］燥湿和胃，清利壅滞。

［方药］达原饮加减：槟榔、知母、黄芩、草果、枳壳、桔梗、厚朴、连翘、山栀、佩兰各12克，茵陈蒿、土茯苓各20克。

10剂后症状明显减轻，再用藿香正气丸、健脾丸善后。

张莉，安军. 达原饮的临床治验［J］. 贵阳中医学院学报，2010，32（6）：61-62.

按语： 正值暑天，饮食不洁，贪凉贪腻，湿阻胃肠，壅滞不通，积而化热，气机不畅，故见呃逆、纳呆、倦怠、大便不爽、小便黄、舌边深红、苔白厚如积粉，是辨证要点，为痰湿阻遏于中，热伏于里，故用达原饮再加桔梗、佩兰、茵陈蒿、土茯苓、枳壳以行气化湿，连翘、山栀清热化积，诸方合用，使湿化热祛气畅则胃和。

【原文】疫邪为病，有从战汗解者；有从自汗盗汗不解者；有无汗竟全归胃者；有自汗淋漓，热渴反甚，终得战汗而解者；有胃气壅抑，必从下而得战汗解者；有汗解未尽，越三四日前热复发者；有发黄因下，而复热发出斑者；有竟从发斑而愈者；有里证急，虽有斑不愈者，此虽传变不常，要亦为常变也。又有局外之变者，男子适逢使内^[1]，邪热乘虚陷于下焦，气道不施，以致小便淋塞，少腹胀满，至夜发热，以导赤、五苓散之类，分毫不效，与大承气一服，小便如注而愈。女子经水适来适断，失血崩带，及心痛疝气，痰火喘哮，凡此皆非常变。大抵邪行如水，惟洼处受之，此妙喻也。要之，新疫而来旧病，但治其疫，他病自已也。

【注释】

[1] 使内：房中术。古代道士、方士关于节欲养生保气之术。

【提要】论疫病变化多端，治疗途径不一。

【精解】本节大体可分为三段理解，第一，疫病发展变化多端，文中列举了包括战汗而解在内的9种情况，归纳起来，其变化符合叶天士提出的卫、气、营、血变化规律，在没有出现发斑之前，基本属于卫、气阶段的传变，发斑则提示疫毒深入营血，耗血动血。较之一般的温热类疾病，疫邪更为猛烈，传变更为迅速。第二，局外之变属于坏证，描述了男子使内感受疫邪的证候，其特点与伤寒太阳蓄水证相似，但导赤、五苓散治疗不效，用承气汤攻下，反而小便得通。其后列举女子月经异常、心痛疝气、痰火喘哮等各种坏证，旨在阐明疫病变化多端的特点。第三，概括在有旧疾的基础上，新感疫病，治疗应先治其疫的原则。

【原文】疫发一二日，舌上苔白如粉，早服达原饮一服，午后舌色变黄，随见胸膈满痛，大渴烦燥，此伏邪之毒传里也，前方加大黄下之。烦热稍减，傍晚复加躁烦，发热通舌变黑，刺生，鼻如烟煤，此邪毒最重，复合瘀胃，急投承气汤。抵暮大下，至夜半热退，次早苔刺如失，一日有此三变，数日之法，一日行之。因其毒甚，故传变亦速，用药不得不紧。设用缓剂，必无救矣。每见瘟疫二三日即死者，皆此类也。

【提要】论疫传变迅速，用药当随证而变，不可用缓剂。

【精解】疫病初起，舌上苔白如粉，即积粉苔，用达原饮辟秽化浊。舌色变黄，提示化热内传，故达原饮加大黄攻下；舌黑生刺，热毒亢盛，急用承气汤；下后热退，舌象恢复正常，是病邪得去。这些变化可能在一日之间，因此不必拘泥时候，随证治之。

【原文】疫病初起，脉虽数，未至洪大，其邪尚在膜原，宜达原饮。若误用白虎，既无破结之能，但求清热，是犹扬汤止沸耳。邪入胃者，非承气不愈，误用白虎，既无夺邪之能，徒伐胃气，反抑邪毒，致脉不行，反变细小。倘认阳证阴脉，妄言不治，因见脉微，复不敢下，逡巡死耳。当此之际，惟急投承气汤，庶可救也。

疫发于半表半里，一定之法也。至于传变，出表入里，表里分传，俱未可定。医见有表有里，乃引经论，先解其表，乃攻其里，此大谬也。尝见大剂麻黄，一毫无汗，转加烦热者何耶？盖发汗者，以邪气在表，故用表药，即得宣其气而使之出也。今邪在里，里气结滞，阳气不得即达于表，即四肢未免微厥，又安能气势蒸蒸而达乎外？譬之水注，闭其后窍，则前窍不得涓滴，与此欲汗之义相类，故必承气解其里，里气一通，不待发散，多有自汗而解者，其义可知也。设下后脉浮而微数，身微热，神思不爽，此邪热浮于肌表，而里已无滞也，再与白虎汤，则余热复得清散，外即蒸蒸汗解，仍此意也。若下后脉空而数，按之豁然如无，宜白虎加人参汤，覆杯即汗解。下后脉数而浮，原当汗解，迁延五六日，脉证不改，仍不得汗者，以其反复数下，致血液枯，正气微故也。用白虎加人参汤，以凉解中外，鼓舞元气，开泄腠理，即得汗而解也。里证脉沉而数，当下之，下之当得汗解，脉改浮矣。今不得汗，二三日脉更沉者，膜原之邪，仍瘀到胃也，更宜下之。或脉浮即与白虎汤。里证下后，热退身凉，越几日复热者，非关饮食劳复，乃膜原之余邪复聚。医者不知，每归咎于病者，误也。仍下之为当，但制剂宜轻耳。

应下失下，口燥舌干而渴，身反热减，四肢时厥，欲得被近火，此阳气伏也。既下厥回，脉大而数，舌上生津，不思水饮，此里邪去而郁阳暴伸也。宜柴胡清燥汤去栝楼根、知母，加葛根，随其性而升泄之。

柴胡清燥汤

白芍药　当归　生地黄　陈皮　甘草　竹心　灯心　栝楼根　知母　柴胡

上九味，水煎温服。

【提要】论治疫常见谬误、救治之法及柴胡清燥汤证治。

【精解】治疗疫病需掌握时机，初起脉数而不洪大，是邪在膜原，宜用达原饮治疗，此时用白虎汤如扬汤止沸，未能抓住根本；邪入胃肠，可能反而见到脉细而小，宜用承气汤攻下，若误认为虚脉，不敢攻下，可能会错过救治的时机。如果邪伏膜原，属半表半里，不可发汗。邪气在里（入胃）则应以承气汤攻下。

下后可能出现几种情况，其一，脉浮而微数，身微热，神思不爽，是邪热未解，但肠道已无积滞，用白虎汤清热即可。其二，下后脉空而数，提示下后正气亏虚，用白虎加人参汤，清热同时，应兼顾益气生津。其三，下后脉数而浮，似当从汗而解，但不得汗者，提示汗下伤及阴血，正气衰微，用白虎加人参汤扶正祛邪。下后脉浮不得汗，几日后又出现沉脉，提示余邪复入于胃，仍应攻下。总之，下后脉浮宜以白虎汤加减治疗，脉仍沉者，可以复下。

应当使用下法，但没有及时应用，可能会出现口燥舌干而渴，身反热减，四肢时厥，欲得被近火等类似阳虚的表现，实际上是阳气深伏于内，此时应急用下法。若下后阳气得以伸展，脉数厥回，舌上生津，则可以用柴胡清燥汤去栝楼根、知母，加葛根。

【原文】 温病下后，二三日舌上复生苔刺，邪未尽也，再下之。苔刺虽去而烦热未除，更下之。热渴已减，日后更复热复苔者，更下之。不以数计，总之，有是证，则用是药耳。医者经历未到，中道生疑，往往失治。但其中有间日一下者；有连下三四日者，有下二日间一日者，其后轻重缓急，有应用柴胡清燥汤者，有用犀角地黄汤者，至投承气，何日多与少与，亦皆治法，苟或不明，亦足误事。然数下之证，亦仅见也。

疫病下后，脉症俱平，腹中有块，按之则痛，自觉有所阻而微闷；或时升降之气，往来不利，常作蛙声，此邪气已尽，其宿结尚未除也。此不可攻，攻之陡损元气，须饮食渐进，胃气渐复，津液润下，常见病疫愈。啖粥半月，结块方下，坚黑如石者；又有气促之病，过月余其块方消者，此又无形之结也，不可不知。

瘟疫下后，脉症俱平，大便十数日不行，时时作呕，此为下膈之证。盖下不能通，必反于上，宜调胃承气汤热服。宿垢顿下，呕吐立止，慎不可补也。

【提要】 论疫病下后各种辨证及治则治法。

【精解】 疫病经过攻下治疗后，出现舌苔再次变厚，舌体起刺；或烦热症状没有缓解；或症状缓解后，再次反复，诸如此类情况，均宜继续攻下，但应根据病情，调整攻下的频率，可采用连续三四日攻下、隔日攻下等方法。

下后腹部有结块，按压时疼痛者，是邪气已去，宿结未除。所谓宿结，可能是既往就存在的疾病，与本次疫病无关。这类结块包括有形与无形两种，其一"啖粥半月，结块方下，坚黑如石"是有形结块，"有气促之病，过月余其块方消者"属无形之结。原书没有给出治法，吴鞠通《温病条辨·补秋燥胜气论》提出"阳明燥证，里实而坚"的病理特征，并在治验中记载了因燥而形成的结块，服天台乌药散加巴豆霜，排下黑亮球四十九枚，与此处描述类似，可供参考。

下后大便十余日不行，同时有呕的症状，称为下膈，治疗用调胃承气汤通下。

【原文】凡疫邪贵乎早下，但见舌黄，心腹胀满，便可选用承气以驱其邪，乘人气血未乱，津液未枯，投剂不致掣肘，勿拘"下不厌迟"之说也。且疫证之下，与伤寒异。伤寒必俟结定而后攻，疫邪正欲驱热以为用，况疫气多湿，岂能即结，迁延不下，但蒸作极臭如败酱、如藕泥，临死不结者多矣。

【提要】论疫病贵乎早下的原则。

【精解】贵乎早下的理论适用于温热性质的疫病，寒疫不在此列。这一说法与"温病下不厌早"一说相同，因温热类病邪损耗人体津液，易致阳明燥结；又温邪从口鼻而入，犯于肺胃，因此应及时采用攻下的方法治疗，不必等燥屎聚结于肠道。

【原文】疫邪传里，遗热下焦，小便不利，邪无输泄，经气郁滞，其传为瘅，身目如金，宜茵陈蒿汤。若用茵陈五苓散不效，此皆胃家移热，是以大黄为专功也。

茵陈蒿汤

茵陈蒿（二钱）　山栀子（一钱）　大黄（五钱）　水姜（三片）

上四味，以水一斗，先煮茵陈，减六升，内三味，煮取三升，去滓，分温三服。

【提要】论疫邪内传发黄证治。

【精解】疫邪里传，侵犯下焦，出现小便不利，同时身目发黄的黄疸。如果为一般的黄疸，用茵陈五苓散利水退黄可以收效，但本病为瘟疫之邪所致，因此必须用专门治疗疫邪的大黄方可，故选用茵陈蒿汤。

【医案举隅】

茵陈蒿汤是临床常用方，现代研究显示本方具有保护肝损伤、抑制肝纤维化、保肝利胆、调节血脂、降血糖、保护胰腺组织、抗炎镇痛、提高免疫力、抗肿瘤等作用，用于急性黄疸性肝炎、胆囊炎、胆石症、钩端螺旋体病等所引起的黄疸属阳黄者。

（一）黄疸

患者，女，14岁，学生。

［病史］因右上腹部疼痛、发热、黄疸而住院手术治疗。诊断为胆囊炎，总胆管结石。术后6天，T管引流胆汁甚少，每日只有10~20ml，黄疸不退，乃请中医诊治。昨有发热，目黄，纳呆，大便褐色。舌苔腻，边尖红，脉数。

［诊断］湿热阻滞，胆汁不利。

［治法］清化湿热而利胆。

［方药］复方茵陈蒿汤加蒲公英30克。

服药2剂后引流量明显增加，每日300~500ml。舌苔腻渐化，纳增。

又服药4剂，夹T管后无不适，黄疸退，改进健脾清化湿热之剂。

［方药］白术10克，青陈皮各10克，茵陈30克，郁金10克，甘草3克，黄芩10克，枳壳10克。

服4剂，拔除T管，一般情况好而停药。

叶进，朱雪萍等编写. 叶景华医技精选［M］. 上海：上海中医药大学出版社，1997：246.

按语：急性胆囊炎、胆石症术后初期有两种情况：①仍有发热，黄疸，腹胀不适，大便秘结，小便短赤，舌苔黄腻，脉数；②发热、黄疸渐退，腹部不适，T管引流不畅，有泥沙样结石从引流中排出。以上两种情况仍以邪实为主，故治疗尚须祛邪通利。六腑以通为用，在治疗过程中腑气通畅是一个重要的问题。通腑时大黄是要药，不仅有清热通便的作用，与茵陈、山栀子配合也有很好的利胆功效。便秘多日须加玄明粉同用，以增强通腑作用。另外，若术后时间较长，或上述两种情况经治疗后病情好转，黄疸退，腹中有时尚不适，大便正常，为邪势已衰，而有正虚，多数为阴虚。见舌红少苔，盗汗，和气虚乏力、纳呆、气短等，这时不宜再用复方茵陈蒿汤，而应扶正调理。但扶正不能专用滋补药，须一方面养阴或益气健脾，一方面理气，清化余邪。

（二）肠痈（阑尾炎）

患者，男，21岁。1991年5月6日就诊。

［病史］5月5日赴宴，嗜食肥甘，饮酒过度。今日上午，突感上腹胀痛，接着右下腹疼痛，并伴阵发性发热，恶心、呕吐。直肠指检，右侧触痛。大便干结，小便不爽。舌苔黄而厚腻，脉弦数。

［诊断］湿热内蕴，气滞血瘀。

［治法］以清热利湿，理气活血为主。

［方药］茵陈蒿汤加减：茵陈、败酱草、蒲公英各30克，生大黄、牡丹

皮、金银花各 15 克，山栀、枳实各 10 克。3 剂水煎服，嘱其开始 1 天 2 剂，第 2 天服 1 剂。

2 日后二便通畅，腹痛消失，再以调养康复。

杨志一. 茵陈蒿汤临床新用［J］. 陕西中医，1992，（08）：372.

按语： 阑尾炎属中医"肠痈"范畴，初期由饮食不节致肠道功能失调，传化不利，运化失司，糟粕积滞，生湿生热，遂致气血不和，败血浊气壅遏而成肠痈。故用茵陈蒿汤加减导积滞，通二便，凉血活血，使腹痛消失病愈。

（三）口腔溃烂

患者，女，51 岁。1989 年 6 月初诊。

［病史］患者口腔广泛性溃烂 3 个月，灼热疼痛，尤以舌体为甚。屡经治疗效果欠佳来诊。察其舌体紫黯、肿胀，患者尚有头胀痛、心烦易怒、咽干口燥、大便秘结。舌质黯，苔黄厚根部腻，脉滑。

［诊断］湿热毒邪蕴结于里。

［治法］宜泄热利湿为主。

［方药］茵陈蒿汤加味：茵陈蒿 15 克，大黄 6 克，栀子 12 克，丹皮 10 克，生地 10 克，薏苡仁 15 克。

3 剂后患者舌体肿胀明显好转，溃疡面缩小，原方继服 12 剂痊愈。

于慧卿，尚广恒. 茵陈蒿汤临床新用举隅［J］河北中医，1992，（5）：18.

按语： 湿热邪毒，蕴结于里，上蒸于口，见口腔糜烂，用茵陈蒿汤清热利湿为主，加丹皮、生地、薏苡仁，以凉血解毒。

【原文】疫邪在胸膈，满闷喜呕，腹不满，欲吐不吐，欲饮不饮，此邪与痰饮结滞也，宜瓜蒂散吐之。

瓜蒂散

胡瓜蒂（一钱）　赤小豆（一钱）　生栀仁（二钱）

上水煎，分二服，缓下。无瓜蒂，用淡豆豉二钱。

【提要】论疫邪结聚胸膈证治。

【精解】疫邪结聚胸膈，出现胸闷、喜呕、欲吐不吐、欲饮不饮等，是瘟疫之邪与痰饮结聚于胸中，需要用涌吐之法。此处瓜蒂散较《伤寒论》多生栀子，是考虑到疫邪的因素。

【医案举隅】

瓜蒂散是临床常用方，现代研究显示本方具有健胃、促消化、保肝、抗脂肪肝、抗动脉硬化、扩张冠脉血管、增加心肌营养性血流量、抗氧化损伤、抗肿瘤作用，可用于涌吐，或病情急迫而又急需吐出的情况，如误服某种有毒药物及农药等。

（一）失语

患者，女，41 岁。1972 年 4 月 25 日初诊。

[病史] 患雷诺病已 3 年，每遇寒冷则作。经服温阳和活血化瘀药物，肢端痉挛好转，供血改善。近因惊恐而致失语，四肢紫绀加重，厥冷如冰，时呈尸体色。经先后用低分子右旋糖酐和镇静药物，以及中药宁心安神、祛痰开窍之剂无效。饮食不进，卧床不起。症见面色苍白，精神呆滞，不能言语，以笔代言，胸闷烦躁，欲吐不能，肢冷色白。舌白厚腻，脉滑有力，两寸独大。

[诊断] 痰浊壅塞上脘。

[治法] 急则治其标，先宜涌吐痰浊。

[方药] 瓜蒂、赤小豆、白矾各 9 克，水煎服。

服后先吐浊痰碗余，继则泻下秽臭溏便，遂即能言，肢冷好转，而雷诺现象亦减轻。

陈明主编. 伤寒名医验案精选 [M]. 北京：学苑出版社，1998：257-258.

按语：惊恐之后，脏腑气机失调，痰浊内生，阻塞于上，则胸闷烦躁，两寸独盛；清窍被蒙则语言难出；痰浊壅塞，阳郁不达，则四肢厥冷。状似阳微寒盛，而实非也。"邪气加诸身，速攻之可也"，故以瓜蒂散加味投之，果获良效。

（二）痫证

一僧，痫证若发则乱言，或欲自缢，且足挛急，困于步，来请治。余知不以吐剂不能治，因被同道阻难，不肯治，而请他医治之。与四逆散加吴茱萸、牡蛎，服半年，无寸效，于是再来请余。用瓜蒂散、赤小豆末，以韭汁使服之。吐黏痰许多，痫不复发，足挛急顿治。

陈明主编. 伤寒名医验案精选 [M]. 北京：学苑出版社，1998：256.

按语：痰停胸脘，上迷心窍则乱语发痫，阻遏胸阳运达四肢则足挛急。"其高者越之"，当涌吐痰涎为治，否则，不除病本也。

【原文】疫气留血分，里气壅闭，不下则斑不出，出则毒邪从外解矣。如下后斑渐出，更不可下。设有下证，宜少与承气缓服。倘大下则元气不振，斑毒内陷则危，宜托里举斑汤。如下后斑毒隐伏，反见循衣撮空，脉微者，本方加人参三钱，得补发出者不死。

举斑汤

白芍药（一钱）　当归（一钱）　升麻（五分）　柴胡（七分）　白芷（七分）　穿山甲（二钱）　水姜（一片）

上七味，水煎，温服。

【提要】论疫病发斑证治。

【精解】疫邪深入血分，下后出现发斑，一般不可再用攻下的方法治疗。如果仍有攻下的指征，可以少量缓服承气汤。如因攻下导致正气亏虚，斑毒内陷，宜用托里举斑汤。该方用当归、白芍、穿山甲等活血化斑，同时用升麻、柴胡升阳举陷。如果攻下后元气不升，斑毒内陷，神志异常，症见循衣撮空，脉微者，可用举斑汤加人参扶正托里。

【原文】疫病日久失下，自利纯臭水，昼夜十数行，口燥唇干舌裂，此热结旁流也。急下，以大承气去其宿垢顿止。胃实失下，郁而为黄，热更不减，抟血为瘀，故经气不为热郁，不致发黄，热邪不干血分，不致蓄血。同受其邪，故发黄而兼蓄血，非蓄血而致发黄也。但蓄血一行，热随血泄，黄随泄减。故治黄，茵陈蒿汤，治蓄血，桃仁承气汤去桂枝、甘草，加牡丹皮、当归、芍药。

桃仁承气汤

桃仁（十八粒，碎）　甘草（二钱）　大黄（四钱，酒浸）　芒硝（二钱）　桂枝（二钱）

上水煎，热服。

【提要】论疫病热结旁流、发黄、蓄血证治。

【精解】疫病没有及时采用攻下的方法，导致燥屎内结，日久而见热结旁流之症，遵《伤寒论》以大承气汤急下之法治之。除了热结旁流外，还可能进一步出现发黄、蓄血二证，发黄用前文提到的茵陈蒿汤；蓄血用《伤寒论》桃核承气汤加减，去甘温之桂枝、甘草，加凉血活血之牡丹皮、当归、芍药，此方在吴瑭《温病条辨》中用于治疗温热病发展至下焦蓄血。

【医案举隅】

桃仁承气汤是临床常用方，现代研究显示本方具有抑制血小板形成、促进胃肠道蠕动、纠正肾脏功能、消除下腹部脏器炎症等作用，可用于治疗月经不调、痛经、闭经、宫外孕、急性盆腔炎、产后恶露不下、肠炎、肠梗阻、痢疾、肝炎、咽炎、泌尿系结石、肾盂肾炎、高血压、动脉硬化症、血小板减少性紫癜、精神分裂症、糖尿病、跌打损伤、头痛牙痛、血热吐衄等郁热与血相

133

搏结所致的证候。

（一）产后发热

患者，产后六七日，午后发热，既而但热不寒，少腹感觉胀满。自恃体壮，不以为病。病数日胀益甚，其夫始来邀诊。询之，产后三四日恶露即止。

遂与桃仁承气汤，晚间进药，至夜半腹中痛不可忍。约二小时后，排下脓血极多，次日往诊，其病快然如失。

陈明主编. 伤寒名医验案精选［M］. 北京：学苑出版社，1998：186.

按语： 产后恶露闭止过早，残败之血内留，瘀积而化热，致发热、少腹胀满，下焦蓄血之证备矣，故用桃核承气汤下其瘀热，瘀热一尽，则"其病快然若失"。

（二）惊狂

患者，女，18岁。

［病史］因遭受惊吓而精神失常，或哭或笑，惊狂不安。伴见少腹疼痛，月经衍期不至。舌质紫暗，脉弦滑。

［诊断］情志所伤，气机逆行，血瘀神乱。

［方药］桃核承气汤主之：桃仁12克，桂枝9克，大黄9克，炙甘草6克，柴胡12克，丹皮9克，赤芍9克，水蛭9克。2剂。

药后经水下行，少腹痛止，精神随之而安。

陈明主编. 伤寒名医验案精选［M］. 北京：学苑出版社，1998：183.

按语： 刘老指出，本证的病机关键在于下焦蓄血，腑血与邪热相结。从临床实际情况来看，多与妇女经血瘀阻有关，如瘀热闭经、少腹硬痛而心情烦躁或如狂者，服用本方多有疗效。另外，产后恶露不下，瘀血内阻而见喘胀欲死，或精神狂妄者，亦可使用本方。本方还可与桂枝茯苓丸交替使用，治疗妇女症瘕痼结。若与大柴胡汤合用，则应用范围更广，凡是胸腹胁肋疼痛，以两侧为主，每遇阴雨寒冷而痛势加剧，或有跌仆损伤病史者，是为瘀血久停于内，无论其部位在上在下，皆能获效。

（三）癃闭（淋病性尿道狭窄、尿潴留）

患者，男，74岁。

［病史］突然小便癃闭，当地医院导尿多次，均因剧痛未成，乃行膀胱穿刺，排去尿液后，转我院治疗，诊断为淋病性尿道狭窄伴发尿潴留。按其少腹硬满拒按，小便癃闭，大便十余日未行，身热38℃，弛张不退。

［方药］桃仁承气汤加滑石、木通、车前子。

1剂即大便下如羊屎，小便也涓滴而下，但不通利。再服1剂，二便皆畅。

陈明主编. 伤寒名医验案精选［M］. 北京：学苑出版社，1998：185.

按语：《类聚方广义》云："淋家，少腹急结，痛连腰腿，茎中疾痛，小便涓滴不通者，非利水剂所能治，用桃仁承气汤，二便通利，痛苦立除。"本案所见，与此相合，果用之立效。

【原文】胃移热于下焦气分，小便不利，热结膀胱也。若移热于下焦血分，膀胱蓄血也。夫蓄血证，在小便利不利也，故昼日稍减，夜发热谵语者瘀血也。未行，桃仁承气下之，后用犀角地黄调之。

犀角地黄汤

地黄（一两） 赤芍药（二钱） 犀角（二钱，镑） 牡丹皮（二钱）

上四味，以水二钟，煎八分，温服无时。

【提要】论疫病下焦蓄血证治。

【精解】疫病下焦蓄血，出现小便不利、发热、谵语等症，先用桃仁承气汤祛除下焦瘀血，后用犀角地黄汤凉血散血，清解血分热毒以善其后，是先去有形之邪，再解无形之热。

【医案举隅】

犀角地黄汤是临床常用方，现代研究显示本方具有解热、抗病原微生物、调节神经内分泌系统、调节肝胆功能、提高免疫力、抗炎、抗氧化损伤、抑制胃酸分泌和抗溃疡、调节血流、抑制血栓形成、改善心脏功能的作用，可用于重症肝炎、肝昏迷、弥散性血管内凝血、尿毒症、过敏性紫癜、血小板减少性紫癜、蛛网膜下腔出血、急性白血病、败血症、流行性脑脊髓膜炎、流行性出血热等属血分热盛者。

（一）中毒性肝炎

患者，男，43岁。2005年8月27日诊。

［病史］半年前开始出现消化不良，食欲不振，食后上腹部饱胀，反复出现黄疸。肝功能异常，胰头有占位性病变，治疗后症状改善不明显。诊其面色黄黑，舌质红绛，苔黄燥。

［诊断］湿热久羁，湿毒伤肝。

［方药］茵陈蒿汤加味：茵陈30克，大黄（后下）15克，生地20克，黄芩15克，郁金12克，柴胡12克，建曲20克。

服3剂后效果不显，黄疸未消。思之舌红绛、脉细数乃热入营血之象，故改用犀角地黄汤合茵陈蒿汤加减。

［方药］水牛角60克，生地20克，玄参20克，赤芍15克，郁金12克，

茵陈 30 克，大黄（后下）12 克，栀子 15 克，黄芩 15 克，柴胡 12 克，茯苓 20 克。

连服 3 剂后黄疸开始消退。守方再服 9 剂，黄疸退净，至今未见复发。

宋天诚. 犀角地黄汤临床应用举隅［J］. 实用中医药杂志，2008，（04）：252-253.

按语： 患者无明显耗血动血之象，但用清热解毒、利胆退黄之法效果不显，根据舌质红绛、脉细数而辨为湿热久羁、伤及营血，用犀角地黄汤后湿毒得解、肝胆得利而黄疸自退。

（二）过敏性紫癜

患者，女，12 岁。2005 年 3 月 12 日初诊。

［病史］四肢内侧反复出现皮下瘀点、瘀斑，红紫相间，压之不褪色，并伴有皮肤瘙痒、腹痛及黑便数次，在他处诊治 10 余天无效（诊断用药不详）。诊时精神痿靡，面色潮热，口干咽燥。舌质红绛，苔黄少津，脉细数。四肢内侧可见皮下瘀点、瘀斑，红紫相间，压之不褪色，四肢大关节肿胀疼痛，行走不便，曾呕吐咖啡样物及黑便数次，小便黄。

［诊断］在县人民医院诊断为过敏性紫癜。证属热毒入营，灼伤脉络。

［治法］清热解毒，凉血消斑。

［方药］犀角地黄汤加味：水牛角（先煎）60 克，生地 20 克，赤芍 10 克，玄参 12 克，大青叶 20 克，甘草 30 克，白术 15 克，银花 15 克，砂仁 10 克。每日 1 剂，水煎服。

服 10 天后再未出现呕吐、腹泻及黑便，四肢斑逐渐消退，未出现新的皮下瘀点、瘀斑。为巩固疗效，原方加黄芪再服 1 个月痊愈，至今未见复发。

宋天诚. 犀角地黄汤临床应用举隅［J］. 实用中医药杂志，2008，（04）：252-253.

按语： 紫癜属中医"肌衄"范畴，病机为风火热毒灼伤阴络。犀角地黄汤方中犀角（水牛角代）、玄参、生地、大青叶凉血消斑，赤芍凉血散瘀，黄连、银花清热解毒，白术、黄芪扶正祛邪，砂仁和中止呕并防寒凉太过，大剂量甘草可止呕吐。全方清热凉血，消斑，故获良效。

【原文】凡失下，以致循衣摸床，撮空肉惕，目不了了，邪热愈盛，元气将脱者，势不可竟下，又不得不下，不得已用陶氏黄龙汤下之（黄龙汤即大承气汤加甘草、人参、当归）。因不下必死，当于死中求生也。得下后，用生脉散加地黄、当归、白芍药、知母、陈皮、甘草。

【提要】论疫病元气将脱证治。

【精解】疫病失治，邪气亢盛，正气衰微，元气将脱，故见循衣摸床等症，此时患者正气不足，可能不能耐受攻下之法，但同时由于邪气未除，仍需使用攻下来祛邪，因此作者说"不得已"用黄龙汤来攻下。黄龙汤是《伤寒六书》中记载的处方，是陶氏在大承气汤的基础上，加人参、当归、甘草而成。加入甘草缓大承气汤峻下之势，是刘河间三一承气汤之法，在此基础上，再加人参、当归补益气血，如能在攻下过程中护住患者气血，挽回欲脱之势，则可化险为夷，故称死中求生。得下之后，邪气已去，用生脉散加味扶正固本。吴鞠通《温病条辨》对于这类情况，创制新加黄龙汤一方，去枳实、厚朴之辛温之品，加生地、麦冬、玄参、海参等清热滋阴之品，并加姜汁以和胃气、佐制方中寒凉之品，益气养阴与通下逐邪并举，更是在周氏的基础上做了发展创新。

【原文】疫病有首尾能食者，此邪不实于胃，切勿绝其饮食，但少少与之耳。

凡大下后调理，清燥养营汤。

清燥养营汤

知母　栝楼根　当归　白芍药　生地黄　陈皮　甘草　灯心

上八味，水煎，温服。

如表有余热，柴胡养营汤。（即小柴胡去半夏、人参，加陈皮、当归、芍药、厚朴、生地黄、大黄、枳实、生姜）。

如有痰饮，胸膈不清者，宜栝贝养营汤。

栝贝养营汤

栝楼根　贝母　瓜蒌仁　苏子　橘红　白芍药　当归　知母　生姜

上九味，水煎，温服。

【提要】论疫病下后调护及兼证治疗。

【精解】疫病患者如果始终没有明显影响饮食，说明邪气没有与胃肠之燥屎互结，因此可以少量饮食。经过攻下治疗后，患者正气亏虚，特别是津液耗伤，用清燥养营汤，滋阴养血，调和脾胃，促进恢复。如有余热未清，则用柴胡养营汤，攻补兼施。如兼有痰饮者，用栝贝养营汤兼顾化痰。总之，疫病下后，以滋阴养营为主，根据是否留有余邪或是否存在兼夹，随证加减。

【原文】舌苔，邪在膜原，故白；在胃，则黄；苔老，则沉香色。白者不可下，黄者下，黑者急下。下后苔不脱，舌刺，舌裂，舌短，舌硬，舌卷，白沙苔，黑硬苔，皆当下。白苔滑泽，邪在膜原，倘别有下证，宜达原饮加大黄。若大汗，脉洪大而渴，白虎汤未可下也。惟目赤咽干，气喷如火，小便黄赤，涓涓作痛，扬手掷足，脉沉数，下之无疑。有心下痛，腹胀满，头痛，下之立止。初起未可下，如血液枯竭者，为虚燥，宜导。

【提要】论疫病舌象特征及相应证候治法。

【精解】疫病舌苔变化是判断病情的重要指征，舌苔色白者为病在膜原，一般而言不可用下法，多选用达原饮治疗，如兼有可下之症，可以在达原饮中加大黄；舌苔色黄为病邪入胃肠，宜采用下法治疗；舌苔色黑是热毒炽盛，宜急下存阴。大汗、脉洪大、口渴是白虎汤证，不可攻下。目赤、咽干、呼吸急促且温热如火、小便黄赤涩痛、心下痛、腹胀满、头痛等都是疫病可下之症。

【原文】统论伤寒与时疫异同。夫伤寒必有感冒之因，恶风发寒，头痛身痛，发热而仍恶寒，脉浮紧无汗，为伤寒；脉浮缓有汗为中风。时疫初起，原无感冒之因，忽觉凛凛，以后但热而不恶寒，然亦有所触而发者，或饥饱劳役，或焦思怒郁，皆能触动其邪也。然不因有所触，而自发者居多。且伤寒投剂，一汗即解；时疫发散，虽汗不解。伤寒不染，时疫能染。伤寒之邪，自毫窍入，时疫之邪，自口鼻入。伤寒感而即病，时疫感而后发。伤寒汗解在前，时疫汗解在后。伤寒可使立汗，时疫俟其内溃，自汗、盗汗、战汗。伤寒不发斑；时疫能发斑。伤寒感邪在经，以经传经；时疫感邪在内，邪溢于经，经不自传。伤寒感发甚暴；时疫多有淹缠二三日，或渐加重，或至五六日忽然加重。伤寒初起，以发表为先；时疫初起，以疏利为主。其所同者，皆能传胃，至是同归于一，故用承气导邪而出。故伤寒，时疫，始异而终同也。伤寒之邪，自外传内，原无根蒂，惟其传法，有进无退，故下之皆能病愈。时疫之发，始则匿于膜原，根深蒂固，时发与营卫交并，客邪由经之处，营卫未有不被其伤者，故曰溃。然不溃则不能传，不传则邪不能出，邪不出而疾不愈。乃时疫下后，多有不能即愈者何耶？盖疫邪多有表里分传者，因有一半向外，邪传留于肌肉，一半向里，邪传留于胃家。惟传于胃，故里气结滞，里结表气因亦不通，于是肌肉之邪，不得即达于肌表。下后里气一通，表气亦顺，向郁肌肉者，方能尽达于表，或斑或汗，然后可以谋治而愈。伤寒下后，无有此法，虽曰终同，实不同也。

凡阳证似阴者，伤寒与瘟疫多有之。其阴证似阳者，正伤寒有之，温疫必无此证，宜辨之。夫阳证似阴，外虽寒而内有热，故小便必赤涩。若阴证似阳者，格阳之证也。上热下寒，故小便清白，但以小便赤白为据，万不失一。

【提要】论伤寒与疫病的异同。

【精解】广义伤寒是一切外感发热类疾病的总称，因此疫病应包含于此列。此处所论为狭义伤寒，即外感寒邪发病者。时疫则是四时疫病之统称，是具有强烈传染性的疾病，主要又包括寒疫、温疫两类。此处所谓时疫，主要指温疫。

吴鞠通《温病条辨》提出了九种温病的病名，其中温疫与风温、温热、温毒、冬温皆属于温热性质的温病。书中又专列《寒疫论》："世多言寒疫者，究其病状，则憎寒壮热，头痛骨节烦疼，虽发热而不甚渴，时行则里巷之中，病俱相类，若役使者然；非若温病之不甚头痛骨痛而渴甚，故名曰寒疫耳。"阐明了寒疫的概念。《说文解字》："疫，民皆疾也。"即"疫"是强调疾病的传染性，而疾病的性质有寒、温之不同。从名词规范性角度讲，伤寒、温病可以为对等的概念，一般均为感受四时不正之气而发病，可统称外感病或时令病。"疫病"则是感受疫厉之邪而发病，又称"天行病"，与一般外感病有本质的区别。

此处对伤寒与时疫进行鉴别，具有一定的学术价值，从其各个鉴别要点来看，许多内容也可作为伤寒与温病的鉴别点。其所述如"时疫之发，始则匿于膜原。"等内容，则源自疫病的理论。由此可见，周氏在一定程度上尚未将伤寒、温病、温疫等概念完全厘清，仍存在很多混淆之处，应注意区分。

【原文】凡四损不可治。大劳、大欲，大病、久病后，气血俱虚，阴阳并竭，正气先亏，邪气自陷也。

【提要】论四损不可治。

【精解】此处列举大劳、大欲、大病、久病等四种情况，损耗正气，正气亏虚，此时感受疫邪，往往出现邪陷于里，难于治疗，因此概括为"四损不可治。"进一步划分，大劳又可包括劳形、劳神，大欲又可包括房室、饮食等，总之因欲壑难填，神形劳倦，导致气血亏虚才是"不可治"的内在原因。

【原文】夫人疫发，见证或轻，虽有头疼，身热自汗，而饮食不绝，力可徒步，又乌知其疫也？况脉又不浮不沉而数，病人无处追求，每每妄诉病情，医家不辨是非，便引东垣"劳倦伤脾，元气下陷，乃执甘温除热"

之句，转补壅热，至于不救矣！

【提要】论疫病轻症似正虚之辨别。

【精解】疫病轻症，由于症状较为轻微，不影响饮食及日常生活，但同时有身热自汗等症，医家有时会以自汗为气虚作为判断依据，认为是元气下陷而产生的发热，用东垣"甘温除热"之法，非但不能治疗疾病，反而会令患者陷入危机。

【原文】疫痢相兼之证最危。夫疫者胃家事也，必从下解。利者，大肠事也。大肠既病，失其传送之职，故粪不行，下脓血，所以向来谷复，停积在胃，直须大肠邪气将退，胃气通行，积粪从此而下。今既大肠失职，粪尚不行，又何能与胃载毒而出耶？毒既不行，最能伤败胃气。毒气在胃，一日有一日之害，在一时有一时之害，耗气抟血，神气既尽则死。凡遇疫痢兼证者，在痢尤为吃紧，宜槟榔顺气汤。

槟榔顺气汤

大黄　厚朴　芍药　槟榔　枳实　生姜

上六味，水煎温服。

【提要】论疫痢相兼证治。

【精解】疫痢又称疫毒痢，临床以发病急骤、壮热、烦躁口渴、腹痛剧烈、大便脓血，甚或神昏抽搐、肢厥为主要症状。常发于夏秋季，儿童多见，与现代医学中毒性菌痢的临床表现类似。一般疫病多入胃肠，采用攻下的方法治疗，而痢亦犯肠道，对攻下排毒造成影响，因而称其为危证。中医治痢注重调气血，有"调气则后重自除，行血则便脓自愈"的总结，因此本方用小承气汤通腹泻浊，芍药、槟榔调和气血，为痢疾之常用药。

【原文】妊娠时疫，设用三承气，须随证施治，不可过虑，慎勿惑于参安胎之说也。病家见用承气，先自惊疑，更加左右有粗知医者，从旁嘈杂，必致掣肘，遂令子母不祥。若应下之证，反用补剂安胎，热毒愈炽，胎愈不安，耗气抟血，胞胎何赖？是以古人有悬钟之喻，梁腐而钟未有不落者，惟用承气逐其邪，火毒消散，炎熇[1]顿为清凉，气回而胎自固。当此证候，大黄反为安胎圣药，历治历当，母子俱安。若见腹痛腰疼，则必堕无疑矣，须预言之。

【注释】

[1] 熇：炎热。

【提要】论妊娠时期感受疫邪证治。

【精解】一般情况下，疫病多采用攻下的方法治疗，而妊娠时期，医家与患者均畏惧大黄等药性猛烈之品，恐损伤胎儿。《内经》："有故无殒，亦无殒也。"即妊娠期受邪，当以攻邪为主，不必过于顾虑胎儿，只要辨证用药准确，即便如大黄等俊猛之品，其作用也会集中在祛邪方面，而不会对胎儿产生过多的负面影响。因此这里说"大黄反为安胎圣药"。但对于妊娠期患者，确实应该谨慎对待，即使用攻邪之品，也要中病即止，不可除恶务尽，过用伤正。

【原文】妇人病疫，与男子无异。惟经水适来适断，及崩漏、产后，与男子不同。经水适来，邪不入胃，入于血海，胸膈无邪，勿以胃实攻之，但热随血下自愈，宜小柴胡加生地黄、牡丹皮、赤芍药主之。如结胸状者，血因邪结，刺期门。经水适断，血室空虚，邪乘虚入为难治，与适来者有虚实之分，宜柴胡养营汤。新产亡血，冲任空虚，与素病崩漏，经气久虚者，亦用此汤。若药停不行，加生姜以和其性；中气虚而不运，加人参以助其行。疫行之时，凡小儿两目上吊，惊搐发痉，十指勾曲，角弓反张，勿认惊风治，宜同大人，但药剂轻小耳。

【提要】论妇人经期感受疫邪证治。

【精解】经期外感，如调护不当，易发热入血室之证，《伤寒论》主以小柴胡汤治疗。经期感受疫邪亦如是，发病更为猛烈。周氏将月经初至及月经即将结束两个阶段感受疫邪的情况作了进一步划分，月经初至，相比之下偏实，用小柴胡汤加凉血活血之生地、丹皮、赤芍作为基础方；月经即将结束，相对偏虚，用柴胡养营汤。但从组方来看，柴胡养营汤即小柴胡去半夏、人参加陈皮、当归、芍药、厚朴、生地黄、大黄、枳实，可以看做是在大柴胡汤的基础上加滋阴养血药。月经初至，经血未亏，邪气不容易侵犯血室，治疗不必攻下；月经将尽，经血亏虚，邪气内侵入胃，所以需要用攻下之品，以助祛邪。另如新产及素病崩漏等情况，均属妇人体虚之时，也可用柴胡养营汤。如遇药停不行时，可加生姜佐调药性；如遇中气虚之证，可加人参扶助正气。

【原文】应下之证，下后当脉静身凉，今反发热者，因结开气通，郁阳暴伸也，不久自息。如不息，仍是余邪未尽也。下后自卧二三日，或四五日，汗不止，身微热，此仍属热，其表有余邪，邪尽汗止。不止者，小柴胡汤加广皮，呕加半夏，虚加人参，斟酌治之，不可用芪、术之属。如脉静身凉，数日后反盗汗，宜用略补。虚实之分，在有热无热也。下后邪去呕止，今反复呕者，胃虚也，少进粥饮调之。

如人方食肉而病，停积在胃，用承气连下。惟下旁流臭水，其病不退，必加人参一味，即数十日停积顿行也。应下失下，真气微虚，急投承气下咽，少顷额上汗出，发根搔痒，手足厥冷，甚则战栗，心烦坐卧不安，如狂之状，此中气已亏，不胜药力，名曰药烦。凡遇此证，药中多加生姜，均二三次服，以防呕吐之患。

病有劳复、食复、自复，劳者补之养之；食者，轻则损谷，重则下夺；自复者，前用何药，依前增减自愈。

感冒兼疫，先治感冒后治疫。疟疫相兼，治疫而疟自已。

【提要】论疫病后期余邪未尽、食复、劳复，兼感冒、疟疾等证治。

【精解】疫病后期，余邪未尽，不宜汗、下，需用小柴胡汤和之。因食肉而病，连下伤正，需加人参于攻下药中，以助推动之力。应下失下，但兼有正气不足者，用承气汤攻下，可能会出现手足厥冷、心烦等，是正气不足、不能耐受药力的表现，需在药中加生姜，并将药分开，少量频服。

劳复、食复、自复等情况，劳复者需要酌情采用补养之法。食复者，轻症需要损谷，包括控制饮食和用一些消食之品；重症则下夺，即以攻下之法，清除肠道食积。自复者则根据之前的用药，选择有效方剂，调整剂量。

感冒与疫病相兼则先治感冒；疟疾与疫病相兼则先治疫病。这与仲景先表后里的原则相符。

瘟疫九传

但表不里

【原文】疫之传有九，然亦不出表里之间而已。但表而不里者，其症头疼身痛、发热，而复凛凛，内无胸满等症，谷食如常，此邪传外，由肌表而出，或斑消，或汗解为顺，轻剂可愈。有汗出不彻而热不退者，宜白虎汤。或斑出不透而热不退者，宜举斑汤。有斑、汗并行而并不透者，合用前汤。

【提要】论疫病但表不里证治。

【精解】本节论疫病邪气传外，由肌表而出，但见表证，不见里证。其病情较轻者，表现为斑消、汗解；如汗出不彻而热不退，用白虎汤，从《温病条

《辨》的三焦辨证体系划分，属于上焦气分证范畴；如出现发斑的情况，则属于上焦血分，用举斑汤；气血同病则白虎汤与举斑汤合用。

但里不表

【原文】但里不表者，惟胸膈痞闷，欲吐不吐，吐而不快，宜瓜蒂散。若邪传里之中下者，心腹胀满，不吐、不呕，或燥结便闭，或热结旁流，或协热下利，或大肠胶闭，并宜承气辈。有里而再发，或至于三，皆依前法。

【提要】论疫病但里不表证治。

【精解】本节论疫病邪气传内，入胃肠道，但见里证，不见表证。如邪气在上，入胸膈之间，症见胸膈痞闷欲吐，宜用瓜蒂散涌吐；如邪气在下，入胃肠道，出现大便燥结、热结旁流、协热利等，宜用承气汤等攻下。攻邪之后，可能会出现邪气复聚的情况，再次发病甚至多次发病，皆可按照发病的上下部位，采用上述相应治法。

表而再表

【原文】表而再表者，所发未尽。膜原尚有隐伏之邪，故三四日后，依前发热，脉洪而数。及其解也，斑者仍斑，汗者仍汗而愈。至于三表者，亦稀有也。

【提要】论疫病表而再表的发病原因与特征。

【精解】邪气由膜原传表，出现表证，但如邪气未尽，仍有余邪潜伏膜原，则可能再次出现表证，治疗与第一次发病时相同。这一条与前文"但里不表"中所述的"里而再发，或至于三"道理相同，但行文时却没有提出"里而再里"的情况。

表里分传

【原文】表里分传，始则邪气伏于膜原，尚在半表半里，二证俱现，必先通其里，令里邪去，自能达表。或斑或汗，随其性而升泄之也。病退而热未除者，膜原尚有未尽之邪也，宜三消饮调之。若分传至再，至三，未之频见，照前同治。

【提要】论疫病表里分传证治。

【精解】邪伏膜原，表、里证候同时出现，应先通里，里邪祛除后，表邪自能外达，通过斑或汗的形式退散。如证候减轻但仍然有发热的情况，说明膜原余邪未尽，可能出现再三发病的情况，仍可按照首次发病的方法治疗。

再表再里

【原文】有再表、再里，或再表里分传者，医家不解，反责病患不善调养，以致反复；病家不解，每咎医师疏于救治，彼此归怨，胥失[1]之矣。不知病势之当然，其气性如此。

【注释】

[1] 胥失：皆是错误的。

【提要】论疫病再表再里的原因。

【精解】疫病再次出表、再次传里或再次表里分传，是疫病邪气本身特点所致，并非治疗不当，根据前文原则，只要按照首次采用的方法，给予相应的治疗即可。本条是对前面四条的总结，总体概括疫病发展规律。

先表后里

【原文】先表而后里者，始则但有表证，而无里证，宜达原饮。有经证者，当根据三阳加法，继而脉大且数，自汗而渴，邪离膜原，未能出表，宜白虎汤，辛凉解散，邪从汗解，脉静身凉而愈。二三日后，或四五日后，依然发热，宜达原饮。至后反加胸满腹胀，不思谷食，烦渴等症，加大黄微利之。

【提要】论疫病先表后里证治。

【精解】本条名为先里后表，其主旨是在讨论疫病先出现表证，而后随着病情发展，出现胸满腹胀，不思饮食等里证，因此称为先表后里。但其文字表述与前文有矛盾，如"但有表证，而无里证，宜达原饮"表述的并非前文"但表不里"，而是邪伏膜原证，故用达原饮。白虎汤证在"但表不里"条中，属于表证，这里又说"邪离膜原，未能出表"，其实是作者对"表"这一概念的界定不统一造成的。前文"但表不里"，是以出汗的卫气阶段与发斑的营血阶段对比，因此白虎汤划入了表的范畴，本节说"未能出表"是与卫分证比较，同样是白虎汤则一曰出表，一曰未能出表，相互矛盾。可采用以方测证的方法，分析其证候类型，不必拘泥于原文。

144

先里后表

【原文】先里后表者，始则发热，渐盖里证，下之便愈。后复发热，反加头疼身重脉浮者，宜白虎汤。服之不得汗者，津液枯竭也，加人参，覆杯即解。若大汗大下后，表里之证悉去，继而一身尽痛，身如被杖，脉沉细者，此汗出太过，阳气不周，骨寒而痛，非表证也。此不必治，二三日内，阳回自愈。

【提要】论疫病先里后表证治。

【精解】从首次发病的"下之便愈"来看，初发病在胃肠，其后出现头疼身重脉浮，提示邪气有外达于表的情况，改用白虎汤；服药后无汗，是津液枯竭，用白虎加人参汤；汗后骨寒而痛，是多汗伤阳，不用治疗，等阳气回复则自愈。亦可参考《伤寒论》桂枝新加汤，同属汗出伤阳的虚性身痛。

表证偏胜

【原文】表证偏胜者，膜原伏邪发时，传表之邪多，传里之邪少，何以知之？表证多而里证少，当治其表，里证兼之。

【提要】论疫病表证偏胜的情况。

【精解】表证偏胜是指邪气表里同传，但传表者多，传里者少，判断的方法是根据表里证候的多少、轻重而定。

里证偏胜

【原文】若里证多而表证少，但治其里，表证自愈。

【提要】论疫病里证偏胜的治疗原则。

【精解】疫病里证偏胜的治疗，只要治里即可，里证解除则表证自愈，此与前文表里分传所述一致。

【原文】邪之伤人也，始而伤气，既而伤血、伤肉、伤筋，以至伤骨。有行邪、有伏邪，故治法有难、有易，取效有迟、有速。如行邪者，即正伤寒[1]也。始自太阳，或传阳明，或传少阳，病势虽重，一汗可解；若归胃腑，一下而愈。如瘟疫之邪，先伏后行，伏于膜原，如鸟栖巢，如兽藏穴，营卫所不关，药石所难及，至其发也，邪毒渐张，内侵于腑，外淫于经，营卫受伤，诸症渐显，然后得而治之。方其侵淫之际，邪毒尚在膜原，此时但可疏利，使伏邪易出。邪毒既离膜原，乃观其变，或出表，或入里，然后可导邪而出，邪尽方愈。初发之时，毒邪渐张，莫之能御，不惟不能即瘳[2]，而病症日惟加重。病家见症反增，即欲更医，医家不解，亦自惊诧。竟不知先时感受，邪盛则病重，邪微则病轻也。人云瘟疫莫治头，劳怯莫治尾，所以疫邪方张之际，势不可遏，但使邪毒速离膜原，便是治法也。全在后段工夫，识得表里虚实，详夫缓急轻重，投剂不致差谬，如是可以万全。即使感受之最重者，按法治之，必无陨命之理。若夫久病枯极，酒色耗竭，耆耋之年，皆是天真几绝，又加疫证，自难支矣。

【注释】

［1］正伤寒：冬令感受寒邪而即发的疾病。

［2］瘳（chōu，抽）：病愈。

【提要】论疫病发病与传变的主要特点及其与一般外感病的区别。

【精解】外感疾病的传变一般是由表及里，文中提出的气、血、肉、筋、骨，是五脏依次相传。《难经·持脉轻重法第六》："初持脉如三菽之重，与皮毛相得者，肺部也。如六菽之重，与血脉相得者，心部也。如九菽之重，与肌肉相得者，脾部也。如十二菽之重，与筋平者，肝部也。按之至骨，举之来疾者，肾部也。故曰轻重也。"《伤寒论·平脉法》亦有相似记载。作者借此阐述伤寒传变规律。

第二句开始，作者用感于行邪与感于伏邪来区别伤寒与瘟疫，他认为邪气潜伏于内，是瘟疫发病的原因，行邪则相对伏邪而言，指邪气没有在人体停留，当令而感，感而即发，相当于新感。行邪发为外感伤寒，按六经规律传变，在表用汗法，入阳明而有腑实证则用下法。

瘟疫发病是伏邪先潜伏于膜原，待其邪毒逐渐外张，乃见其发病，此时才表现为"行"，即开始传变，侵犯脏腑、经络、营卫，其治疗相对困难。发病初始，邪气尚未离开膜原，可用疏利，代表方即达原饮。传变之后按照出表、入里等不同采用相应治法。

瘟疫发病初始，病邪亢盛，难以用药物遏制，因此治疗后不一定能够立刻痊愈，甚至有进一步加重的可能，这种情况下不必惊慌。不要想办法遏制邪气外发的势头，反而要促进其离开膜原，其后只要按照正确的方法治疗，一般均能痊愈。如果是久病体虚、酒色耗伤身体或年老正气衰败者，再感受瘟疫，预后不良。

146

大头瘟

【原文】大头瘟者，此天行之厉气也。其湿热伤高巅之上，必多汗气蒸。初憎寒壮热、体重，头面肿甚，目不能开，上喘，咽喉不利，舌干口燥，不速治，十死八九，宜普济消毒散。如大便硬，加酒蒸大黄一二钱，缓缓服，作丸嚼化尤妙。若额上面部赤、面肿、脉数者，属阳明，本方加石膏，内实加大黄。若发于耳之上下前后，并额角旁红肿者，此少阳也，本方加柴胡、栝楼根，便实亦加大黄。若发于头脑项下，并耳后赤肿者，此太阳也，荆防败毒散去人参加芩、连，甚者砭针刺之。

普济消毒散

黄连　黄芩（酒炒）　人参　黑参　甘草（生）　桔梗　连翘　牛蒡子（炒，研）　升麻　白芷　马勃（各一钱）　僵蚕（炒，七分）　蓝根（如无，以青黛代之）　柴胡（各二钱）

上为末，半用水煎，去滓，食后徐服；半用蜜丸，嚼化就卧，以令药性上行也。

节庵于普济消毒散中，去人参、升麻、白芷、黑参、马勃、僵蚕、蓝根，加川芎、羌活、防风、荆芥、射干、姜汁、竹沥，名芩连消毒饮。

【提要】论大头瘟证治。

【精解】大头瘟又称虾蟆瘟、大头风、大头天行，是疫毒上犯所致，其病集中在三阳经，临床表现以头面焮红肿痛、发热为特点，同时可伴有其他头面官窍火热证候。李东垣普济消毒饮为治疗本病的专方，此处的普济消毒饮在东垣方的基础上去薄荷加白芷，在此基础上，周氏进一步提出根据红肿的具体部位循经加减的方法，具体为额头属阳明，加石膏，里实加大黄；耳周及额角属少阳，加柴胡、天花粉；项下与耳后属太阳，用荆防败毒散去人参加芩连。阳明、少阳加减法均较为合理，而太阳主以荆防败毒散则值得商榷，相比之下，陶节庵的芩连消毒饮似乎更为恰当。

【医案举隅】

普济消毒饮是临床常用方，现代研究显示本方具有退热、抗病毒、抗感染、提高免疫力等作用，而且药效强，可用于腮腺炎、急性扁桃体炎、颜面丹毒、颈淋巴结炎等属风热邪毒的证候。

（一）急性扁桃体炎

患者，男，4岁。1997年8月4日就诊。

[病史]患者发热、咽痛 3 天，在其他医院诊为"急性扁桃体炎"，服用抗生素（药名不详）治疗，效果不显。目下发热较重，体温 38.2℃，咽喉疼痛，连及耳后，吞咽尤甚，头痛身痛，口干口苦，大便干结。于氏诊之，咽喉红肿，左侧扁桃体肿大，颌下淋巴结肿胀触痛。舌尖红苔薄黄，脉滑数。

[诊断]风热乳蛾，肺胃火盛。

[治法]疏风散邪，清热解毒，利咽消肿。

[方药]普济消毒饮：黄芩 10 克，黄连 6 克，银花 20 克，连翘 20 克，栀子 10 克，桔梗 10 克，甘草 10 克，牛蒡子 12 克，玄参 12 克，板蓝根 12 克，柴胡 10 克，升麻 6 克，赤芍 20 克，白花蛇舌草 20 克，大黄（后下）6 克，露蜂房 10 克。水煎，2 次服。

上药服用 3 剂，发热消退，咽痛大减，大便稀软，检查咽肿减轻，扁桃体缩小，淋巴结未触及。上方去大黄，加枳实 10 克，胖大海 2 枚，又进 3 剂痊愈。

于己百著述；张文康主编；张士卿等编. 中国百年百名中医临床家丛书于己百［M］. 北京：中国中医药出版社，2001：177-178.

按语：急性扁桃体炎是咽部淋巴组织的急性炎症，病变以扁桃体最为显著，临床以发热、咽喉疼痛、扁桃体肿大为特征。中医称为"风热乳蛾"。临床较为多见，尤以儿童与青壮年为常见。于氏认为，此病多因外感风热或风寒化火，火气上炎，结聚喉咽所致，初期多属风热型，而延至诊所常呈热毒炽盛型，热毒炽盛型是急性扁桃体炎最常见的证型。本例病案即属热毒炽盛型，故用普济消毒饮有效。

（二）带状疱疹

患者，男，48 岁。2005 年 9 月 12 日初诊。

[病史] 5 天前患者突然发现在右胁皮肤出现灼热微痒及红斑，并觉疼痛，随后在红斑上出现群集性粟粒至绿豆状丘疹，迅速变成水疱，呈现单侧带状排列。伴口苦，咽干，烦躁易怒，溲黄，大便干结。舌红，苔黄，脉弦数。

[诊断]带状疱疹。

[治法]清热解毒，清肝泻火。

[方药]普济消毒饮加减：黄芩、桔梗、连翘、柴胡、陈皮、焦山栀、炒僵蚕各 10 克，牛蒡子、玄参各 12 克，川连 3 克，生甘草 6 克，板蓝根 15 克，薄荷、龙胆草各 5 克。5 剂。另用青黛适量，用冷开水调成糊状涂于疱疹处。

二诊（2005 年 9 月 17 日）：皮肤灼热减轻，疼痛未减，口干咽燥。舌红，苔薄黄，脉弦数。

［治法］清热解毒，理气止痛。

［方药］上方加延胡索、川楝子各10克，减僵蚕为5克，陈皮为6克，续服5剂。

三诊（2005年9月22日）：皮肤灼热消退，疼痛减轻，水疱干涸，仍口干咽燥。舌淡红，苔薄黄，脉弦。

［治法］清热解毒，养阴生津。

［方药］黄芩、连翘、陈皮、焦山栀、炒僵蚕、延胡索、川楝子各10克，玄参、柴胡、沙参、麦冬、牛蒡子各12克，川连、桔梗、生甘草各6克，板蓝根15克，龙胆草、薄荷各5克。5剂善后。

谢生根. 普济消毒饮临证运用举隅［J］. 浙江中医杂志，2006，（10）：563.

按语： 本例患者系是肝气久郁，化火动湿，致湿热酿毒，外渗肌肤。故初诊以普济消毒饮去马勃、升麻，加龙胆草、焦山栀以助柴胡清肝泄热。二诊皮肤灼热减轻，疼痛未减，故在原方基础上加延胡索、川楝子理气止痛。三诊皮肤灼热消退，水疱干涸，仍口干咽燥，续加沙参、麦冬养阴清热以资巩固。

捻颈瘟

【原文】捻颈瘟者，喉痹[1]失音，颈大腹胀，如虾蟆者是也。宜荆防败毒散。

荆防败毒散

羌活　独活　前胡　柴胡　人参　甘草（人中黄更妙）　枳壳　桔梗　茯苓　川芎　牛蒡子（炒，研）　薄荷　荆芥　防风

上诸药各一钱，惟防风加五分，水煎缓服，加金汁一杯尤效。

【注释】

［1］喉痹：中医耳鼻喉科疾病咽喉病名词。是指以咽部红肿疼痛，或干燥、异物感，或咽痒不适、吞咽不利等为主要临床表现的疾病。

【提要】论捻颈瘟证治。

【精解】捻颈瘟的临床表现有三个特点：喉痹失音、颈大、腹胀。捻字本意是用手指搓转，也读为捏，与捏同意，以此命名，是描述患者的颈项如被揉搓或捏过，故见颈部肿胀，喉痹失音等症。《杂病源流犀烛·瘟疫源流》："捻头瘟，喉痹失音，项大腹胀，如虾蟆状，故亦名虾蟆瘟。宜荆防败毒散。"出现了捻头瘟、虾蟆瘟两种病名，从患者临床表现看，捻头瘟显然不如捻颈瘟贴

切；颈大腹胀，如蛤蟆状，是描述患者的临床特征，沈氏引入虾蟆瘟病名，易与前文大头瘟混淆。

【医案举隅】

荆防败毒散是临床常用方，现代研究显示本方具有解热、镇痛、抗病毒的作用，可用于疮疡初起有表证者或外感风寒之身痛、咳嗽等症，还可用于治疗皮肤病、流感、发热、流行性腮腺炎、咳嗽、破伤风等疾病。

（一）外感发热

患者，男，7岁。2014年4月7日初诊。

［病史］患儿发热1天，无畏寒，稍汗出，咽喉不适，稍咳嗽，痰少色白，鼻流清涕，二便调，纳稍差。舌淡红，苔薄白，脉细。

［诊断］外受风邪，肺卫不和。

［治法］疏风解表，宣肺止咳。

［方药］荆芥10克，防风10克，柴胡10克，前胡10克，蝉蜕3克，杏仁10克，辛夷花20克，白芷10克，甘草6克，白参10克，薄荷6克，生姜3片，大枣3粒。3剂。

二诊（2014年4月9日）：服2剂后热退。现仍咳嗽，痰少色白，鼻塞，面红润，唇赤。舌淡红，苔薄白，脉细。

［诊断］表证已除，肺系失宣。

［治法］宣肺化痰，降逆止咳。

［方药］明党参6克，白术10克，茯苓10克，炙甘草6克，法半夏6克，陈皮5克，桑叶6克，杏仁6克，川贝母3克，杜仲10克，补骨脂10克，木蝴蝶3克，咳嗽草6克，青黛3克，海蛤粉3克，辛夷花15克，苍耳子6克。7剂。

彭文杰，颜学桔，刘光宪. 刘光宪应用荆防败毒散化裁治疗外感发热经验[J]. 湖南中医杂志，2016，32（07）：18-19.

按语：该患儿发热1天前来就诊，予基本方加蝉蜕防痉，杏仁止咳，辛夷花、白芷宣通鼻窍，白参扶正祛邪。扶正与祛邪并进，使扶正不碍邪，祛邪不伤正《素问·四气调神大论篇》载："圣人不治已病治未病，不治已乱治未乱。"本案加蝉蜕3克即是治未病之举，以防发热动风而致痉。小儿外感，传变较速，往往可致变证。刘教授临床常用药以防患于未然，截断病程，使凶险之证免于出现。本案2剂后热退身凉，发热告愈。古人云："治外感如将，治内伤如相"，此之谓也。

（二）咳嗽

患者，女，50岁。2007年1月8日就诊。

[病史] 咳嗽2个月，因受凉后一直咳嗽不止，以夜间发作为主，且都在临睡前或下半夜，咽痒始作咳嗽，持续1小时左右，咳出少量白黏痰，纳呆，精神差，怕冷。舌质红，苔白，脉细。多次做血常规检查、痰菌培养、胸部X线片及胸透检查，均无异常，曾服用抗生素无效。

[诊断] 中医辨证为中阳不足，寒邪客肺。

[治法] 温阳通络，发表散寒。

[方药] 荆防败毒散加减：荆芥、防风各12克，独活、羌活、柴胡、川芎、炙甘草、蝉蜕各6克，前胡、桔梗、桂枝各9克，细辛3克，炙紫菀18克，款冬花10克。水煎服，3剂。

二诊：咳嗽、咽痒明显减轻。继服5剂，诸症悉除，随访未复发。

张德新. 荆防败毒散临床应用体会 [J]. 陕西中医，2009，30（10）：1404-1405.

按语： 咳嗽作为临床常见病、多发病，临床治疗方法较多，但是夜间发作为主的咳嗽，影响睡眠及日常工作与生活，久治难愈，最为患者苦恼。夜咳特征为白天不咳或少咳，入暮则咳嗽加剧，尤以入睡前后为剧，究其原因，患者多因受凉引起，表现咳嗽，痰白黏或泡沫样，不易咳出，以夜间就寝时发作为主，需咳出少量痰后方舒，多由于感受外邪之时，失治或过用清肺寒凉中药，或过早使用收涩之品，导致表邪未解，由外入里，肺失宣肃，津液停聚成痰、成饮，痰从寒化，寒痰内伏。盖人之阳气在夜间最弱，而阴气最盛，本已肺气宣降失常，气血不畅，更加之阴寒凝滞，故而阴血运行更加受阻，停而成瘀，发为夜咳。在临床实践中，根据患者咳嗽夜间发作时间及伴随症状，用荆防败毒散加蝉蜕、紫菀、款冬花进行治疗，取效颇好。

（三）玫瑰糠疹

患者，女，33岁。2009年1月8日初诊。

[病史] 患玫瑰糠疹1个月，外用、内服西药均效不显，疹块遍及后背、前胸散在，瘙痒难忍。发病前无明显诱因。苔白腻，脉浮数。

[方药] 荆芥、防风、柴胡、羌活、独活、前胡、当归、枳壳、川芎、丹皮、桔梗、赤芍、甘草各10克，茯苓15克，生石膏20克。日1剂，上药冷水浸泡20分钟，武火煎开，文火20分钟，去药渣取汁450ml，每次150ml，每日3次。

连服6剂，出疹消退，瘙痒明显好转。再进6剂巩固疗效，药后残存疹块亦消，见少许色素沉着。服药期间禁辛辣食品。此后未见复发。

张德新. 荆防败毒散临床应用体会［J］. 陕西中医，2009，30（10）：1404-1405.

按语：玫瑰糠疹是常见的炎症性皮肤病，好发于躯干和四肢近端大小不等，数目不定玫瑰色斑片，其上有糠状鳞屑。本病有自限性，一般持续6~8周而自愈。但也有经久不愈的情况，很多玫瑰糠疹患者延误治疗后容易遗留难看的色素沉着。本病多发于青年人或中年人，以春秋季多发。患者常有剧痒，下腹部或大腿内侧出现大片红色斑片或斑丘疹，用荆防败毒散加石膏、丹皮，疏通腠理，祛风止痒。方中荆芥、防风、羌活、独活、柴胡、桔梗、前胡疏通腠理祛风，枳壳、茯苓、川芎健脾祛湿活血，石膏、丹皮凉血通络，收效良好。

瓜瓤瘟

【原文】瓜瓤瘟者，胸高胁起，呕血如汁者是也，宜生犀饮。

生犀饮

犀角（二钱，镑） 苍术（泔水浸，麻油炒，一钱） 川黄连（一钱） 黄土（五钱） 茶叶（一大撮） 金汁（半盏）

上五味，水煎去滓，入金汁搅和，日三夜二服。如大便结加大黄；渴加栝楼根；虚加人参，盐水炒；表热去苍术、黄土，加桂枝、黄连；便脓血去苍术，倍黄土，加黄柏；便滑以人中黄代金汁。

【提要】论瓜瓤瘟证治。

【精解】瓜瓤瘟临床表现为胸胁部胀满膨起，同时呕血如汁，具体是对应现代哪一种疾病尚待考证，《松峰说疫》《伤寒指掌》等书中记载基本相同。《杂病源流犀烛》补充加味凉膈散，与本病证候特点较为契合。

杨梅瘟

【原文】杨梅瘟者，遍身紫块，忽然发出霉疮者是也，清热解毒汤下人中黄丸，并刺块出血。

人中黄丸

大黄（三两，溺浸） 人中黄（如无，坑垢代之） 苍术（去皮，麻油炒） 桔梗 滑石（各二两） 人参 黄连（酒洗） 防风（各五钱） 香附（姜汁拌，勿炒，一两五钱）

上神曲为丸。气虚，四君子汤送；血虚，四物汤送；痰甚，二陈汤送；热甚，童便送。通用清热解毒汤送。二三服。

清热解毒汤

黄连（酒洗） 黄芩（酒洗） 白芍药（酒洗） 生地 人参（各三钱） 石膏（鸡子大，碎） 羌活 知母（各二钱） 甘草（生，一钱五分） 升麻 葛根（各一钱） 生姜（二钱，切）

上以水一斗，煮取五升，每服一升，日三夜二服。

【提要】论杨梅瘟证治。

【精解】杨梅瘟，以遍身紫块、霉疮为特点，一般认为该病即现代医学的梅毒。明代陈司成撰《霉疮密录》（1632年）对本病有详细论述。治以清热解毒、燥湿祛秽，兼以扶正疏风透邪，用清热解毒汤送服人中黄丸。根据患者身体体质之气虚、血虚、痰甚、热甚之情况，可分别加用四君子汤、四物汤、二陈汤、童便送服人中黄丸。

疙瘩瘟

【原文】疙瘩瘟者，发块如瘤，遍身流走，旦发夕死者是也。三棱针刺入委中三分出血，及服人中黄散。

人中黄散

辰砂 雄黄（各一钱五分） 人中黄（一两）

上为末，薄荷桔梗汤下二钱，日三夜二服。

【提要】论疙瘩瘟证治。

【精解】疙瘩瘟即鼠疫。《明史》记载："病者先于腋下股间生核，或吐淡血即死，不受药饵。"目前鼠疫为我国法定甲类传染病。中国历史上曾多次发生鼠疫，其中记录最为详细的是清末光绪甲午（1894）广州大疫，岭南四大名医中的黎庇留、易巨荪、谭星缘等经过反复商讨，认为该病与《金匮要略》中阴阳毒相类似，用升麻鳖甲汤为主方治疗，活人无数。此后又有陈兆祥于1900年编写《鼠疫良方》总结治疗鼠疫的经验。

绞肠瘟

【原文】绞肠瘟者，肠鸣干呕，水泄不通[1]者是也。探吐之，宜双解散。

【注释】

［1］水泄不通：大小便不通。

【提要】论绞肠瘟证治。

【精解】从绞肠瘟的临床表现看，与绞肠痧十分相似。绞肠痧即干霍乱，中医认为该病是由胃气虚，猝中天地邪恶污秽之气，郁于胸腹间，上不得吐，下不得泻，以致肠胃绞痛异常。《杂病源流犀烛·瘟疫源流》："绞肠瘟，肠鸣干呕，水泄不通，是此类绞肠痧，急宜探吐之，服双解散。"照此来看，绞肠瘟只是症状与绞肠痧类似，但并非同一种疾病。

【医案举隅】

双解散是临床常用方，现代研究显示本方具有祛风解表清暑、泻热通便利湿的作用，可用于治疗流行性感冒、荨麻疹、生殖器疱疹等病症。

高热案

患者，女，47岁。2002年8月27日初诊。

［病史］患者于2个月前，因高热、寒战、身痛，巩膜及全身发黄，入住银川某医院。血分析：白细胞总数偏高，分类以中性粒细胞为主，并可见毒性颗粒，红细胞形态、血小板形态大致正常。实验室检查：谷草转氨酶（AST）19766.79nmol/（L·s），谷丙转氨酶（ALT）14822.13nmol/（L·s），碱性磷酸酶（ALP）157.75IU/L，谷氨酰转肽酶（γ–GT）889.41IU/L，总胆红素（TBil）103.73μmol/L，直接胆红素（DBil）78.40μmol/L，间接胆红素（IBil）25.38μmol/L。乙肝表面抗原阴性，丙肝抗–HCV阴性，抗"O"、类风湿因子检查均阴性，肺部X线片未见异常。西医诊断：发热待查；急性黄疸型肝炎。治疗月余未见好转，巩膜、皮肤发黄加深，体温持续在39~41.5℃之间。曾给予口服安宫牛黄丸，每次1粒，每天2次治疗。体温仍未降，症状无好转反加重，医院下病危通知。患者及家属要求转入北京某医院，治疗月余仍无好转，随即又转入北京某医科大学，经治疗后复查肝功能好转，但高热仍不退，患者与家人要求出院返回原住地，经介绍延余诊治。诊见：患者面色苍白，少气懒言，呈贫血貌（当天下午已在某市人民医院输血400ml），T：39.2℃，巩膜、皮肤黄染，口苦，恶寒，发热，无汗，数天未排大便。脉细无力。

［诊断］中医诊断：黄疸；发热。证属外感热邪，入里久蕴不解，湿热熏蒸肝胆，脾胃运化失司，胆汁外溢而发黄。

［治法］外解表邪，内清湿热，佐以通腑泻下。

［方药］双解散加减：防风、白芍、白术、栀子、苍术各12克，荆芥、连翘、黄芩、大黄（后下）各10克，石膏、滑石（布包）各25克，茵陈20克，

当归15克，玄明粉（冲服）8克，薄荷（后下）、麻黄、甘草各6克，生姜2片。3剂，每天1剂，水煎服。

服第1剂2煎时，患者自觉全身微汗出，随即肠鸣，解大便，体温降至37.8℃。翌日服第2剂去玄明粉，药后体温稳定在37.5℃左右。续服第3剂后体温降至37℃，患者虽感全身无力、肌肉酸痛，但精神好转，开始索食。

二诊（2002年8月30日）：病情稳定，体温在37~37.5℃之间，精神尚好。

［方药］守前方去大黄、玄明粉、茵陈，加金银花、桂枝各12克，大青叶、板蓝根各20克。2剂。

三诊（2002年9月1日）：巩膜、皮肤黄疸明显消退，食欲增加，但全身微汗出，口苦、咽干。

［诊断］余邪未尽，正气已虚。

［治法］扶正祛邪。

［方药］柴胡桂枝汤加减：柴胡、当归各12克，桂枝、黄芩、法半夏各10克，太子参15克，白芍25克，干姜9克，炙甘草6克。3剂。

四诊（2002年9月4日）：体温稳定在36.5~37℃之间，诸症消失，唯见乏力、口燥咽干、五心烦热等伤阴证。

［治法］益气养阴，活血祛瘀。

［方药］补中益气汤合参脉饮、丹参饮善后而愈。

随访2年，患者健康生活。

史满栋. 双解散退高热验案1则［J］. 新中医，2006，（02）：74.

按语：双解散出自刘完素《宣明论方》，主治外感风火暑湿、内伤饮食劳倦、恶寒身热、头痛烦躁、便秘尿赤等症，是一首行表通里之方。本例患者黄疸伴高热数月不退，诊断为急性黄疸型肝炎，经多间医院治疗后，肝功能好转，但始终高热不退，前医予以服安宫牛黄丸治疗仍无效，患者病情危笃。考虑是药不切证，患者高热持续不退2个月，面色苍白，少气懒言，呈贫血貌，口苦，恶寒，无汗，巩膜、皮肤发黄，纳差、甚则饮食不进，大便数日未解。证属热邪久恋不解，正气已虚，表邪入里化热，蕴结熏蒸肝胆，致脾胃运化失司，胆汁外溢而发黄。急则治标，故采用表里双解之双解散加减治疗。方中以防风、荆芥、麻黄发汗祛风解表；石膏、黄芩、连翘、薄荷辛凉解表兼清里热；滑石、栀子清利三焦湿热，通调水道，使湿热之邪从小便排出；大黄、玄明粉、茵陈清里泄热，利湿退黄，使热邪从二便而走；佐以当归、白芍补血逐瘀生新；苍术健脾燥湿；白术、甘草健脾益气，扶助正气；甘草配干姜既温散又调和药性。诸药合用，解表通里，双管齐下，药后体温随之下降。待标症缓解后，再予以补中益气汤调理善后而愈，可见中医辨证论治之神奇。

软脚瘟

【原文】软脚瘟者，便清泄白，足肿难移者是也，即湿温，宜苍术白虎汤，不可轻下。

【提要】论软脚瘟证治。

【精解】软脚瘟，即瘟疫见两足痿软者。《杂病源流犀烛》："软脚瘟，即湿温症。"因湿热下注，导致足肿痿软，不能行走。

【原文】小儿亦易传染，人见惊搐、发痉，误作惊治，与大人多仿佛也。故凡盛夏湿温之证，即藏疫疠在内，一人受之，则为湿温，一方传遍，即为疫疠。所以疫疠之发，每每盛于春夏者，以其湿、热、暑三气交蒸故也。盖春主厥阴肝木，秋主阳明燥金，冬主太阳寒水，各行其政。惟春分以后，至秋分以前，少阳相火，少阴君火，太阴湿土，三气合行其事。天本热也，益以日之暑；日本烈也，益以地之湿，三气交动，时分时合。其分也风动于中，胜湿解蒸，不觉其苦。其合也，天之热气下，地之湿气上，人在气交之中，无隙可避，故病之繁且苛者，莫如夏月为最，以无形之热，蒸动有形之湿，即无病之人感之，未免为患。况素有湿热或下元虚人，安得不患湿热之证乎？是以湿热之证，最忌发汗，发汗则湿热混而为一，中气尽伤，多成死证。惟宜分解，先抉中气，使中气徐领其表其里，上下分消，故多愈也。至若疫气，则邪正混合，邪极胜，正极衰，转眼立毙。苦寒伤胃，温补助邪，如人中黄之类，方为合法也。夫伤寒之邪，先行身之背，次行身之前，次行身之侧，由外廓而入；瘟疫之邪，则直行中道，流布三焦。上焦为清阳，故清邪从之上入；下焦为浊阴，故浊邪从之下入；中焦为阴阳交界，凡清浊之邪，必从此区分。甚者三焦相混，上行极而下，下行极而上。伤寒邪中外廓，一表即散；疫邪行在中道，表之不散。伤寒邪入胃腑，则腹满便，故可攻下；疫邪布在中焦，散之不收，下之复合，此与治伤寒表里诸法，有何涉哉！

周禹载曰：按吴又可皆论寻常所有疫疠，喻嘉言止论天地不正之大疫，各极快畅，不可执一。要知瘟疫有伤气、伤血、伤胃之殊。故见证不同，治亦稍异。若入脏者，则必不知人而死矣。大法以证为则，毋专以脉为据也。

【提要】论疫病的发病特点与发展变化规律。

【精解】儿童亦可感染疫病，但经常表现为热极生风，出现抽搐、发痉等症状，应与小儿惊风鉴别。

疫病多发于春分之后到秋分之前这一段时间。从季节上看，包括了春、夏、秋三季，其中夏至之前多以温热为主，夏至之后多出现挟湿的情况。湿温疫病与一般湿温的区别在于传染性，湿温一人发病，湿热疫病则有较强的传染性。

伤寒之邪，先犯太阳，而后阳明、少阳，相继顺传，从经络分布部位来看，即先在背部，而后身前，最后身侧。疫邪则先在中道传变，分布三焦，其中又以中焦为阴阳交界之处，因此不能用治疗伤寒的辛温发散的方法。

瘟疫有伤气、伤血、伤胃等不同情况，相应的证候亦有区别，治疗也不尽相同，应加以区别。如果出现疫邪入脏，患者昏迷不醒，则属于危急重症，一般预后不良。治疗中以证候为依据，不能单以脉象为依据。

附　医案十则

【原文】成化二十一年，新野疫疠大作，死者无虚日。邻人樊滋夫妇卧床数日矣。余自学来，闻其家人如杀羊声，急往视之，见数人用棉被覆其妇，床下置火一盆，令出汗，其妇面赤声哑几绝。余叱曰：急放手，不然死矣！众犹不从，乃强拽去被，其妇跃起倚壁坐，口不能言。问曰：饮凉水否？颔之。与水一碗，一饮而尽，始能言，又索水，仍与之，饮毕汗出如洗，明日愈。或问其故，曰：彼发热数日，且不饮食，肠中枯涸矣。以火蒸之，速死而已！何得有汗？今因其热极，投之以水，所谓水火既济也。得无汗乎？观以火燃枯鼎，虽赤而气不升，注之以水，则气自来矣，遇此等证者，不可不知。

虞恒德治一妇，年二十九。三月间患瘟疫证，病三日，经水适来，发热愈甚。至七八日病剧，胸中气筑作痛，莫能卧，众医技穷，入夜迎虞治。病者以棉花袋盛托背而坐于床，令婢摩胸不息，六脉俱微数而无伦次，又若虾游状。虞曰：恐下早成结胸耳！主人曰：未也。虞曰：三日而经水行，致中气虚与下同，乃用黄龙汤、四物汤、小陷胸汤，共为一剂，加姜、枣煎服。主人曰：此药何名？虞曰：三合汤也。一服诸症悉减，遂能卧，再服热退病安。又因食粥太多，复病热作内伤，治用补中益气汤，出入加减，调理而愈。

汪石山治一人，年弱冠[1]。房劳后，忽洒洒恶寒，自汗发热，头背胃脘皆痛，唇赤舌强，呕吐，眼胞青色。医投补中益气，午后谵语恶热，小便长，初日脉皆细弱而数，次日脉则浮弦而数，医以手按脐下痛，议曰下之。汪曰：此疫也。疫兼两感，内伤重，外感轻耳！脐下痛者，肾水亏也。若用利药，是杀之耳！古人云：疫有补、有降、有杀，兹宜合补降二法以治，用清暑益气汤，除苍术、泽泻、五味，加生地、黄芩、石膏，服十余帖而安。

壶仙翁[2]治文学[3]张微伯，病风热不解，时瘟疫大行，他医诊其脉，两手俱伏，曰：此阳证见阴不治，欲用阳毒升麻汤升提之。翁曰：此风热之极，火盛则伏，非阴脉也，升之则死矣。卒用连翘凉膈之剂，一服而解。

泰和二年四月，民多疫疠，初觉憎寒、壮热、体重，次传头面肿盛，目不能开，上喘咽喉不利，舌干、口燥，俗云大头伤寒。诸药杂治，莫能愈，渐至危笃。东垣曰：身半以上，天之气也，邪热客于心肺之间，上攻头面而为肿耳。用普济消毒散，如法服之，活者甚众，时人皆曰天方。

罗谦甫治中书右丞姚公茂，六旬有七。宿有时毒，至元戊辰春，因酒再发，头面肿疼，耳前后肿尤甚。胸中烦闷，咽嗌不利，身半以下皆寒，足胫尤甚。由是以床相接作坑，身半以上卧于床，身半以下卧于坑，饮食减少，精神困倦而体弱，命罗治之。诊得脉浮数，按之弦细，上热下寒明矣。《内经》云：热胜则肿。又曰：春气者病在头。《难经》云：蓄则肿热，砭射之也。盖取其易散故也。遂于肿上，约五十余刺，其血紫黑，如露珠之状，顷时肿痛消散。又于气海中，大艾炷灸百壮，乃助下焦阳虚，退其阴寒。次于三里二穴，各灸三七壮，治足冷，亦引导热气下行故也。遂处一方，名既济解毒汤。论曰：热者寒之。然病有高下，治有远近，无越其制度。以黄芩、黄连苦寒，酒炒，泻其上热以为君；桔梗、甘草，辛甘温上升，佐诸苦药以治其热，柴胡、升麻苦平，味之薄者，阴中之阳，发散上热以为臣；连翘苦辛平，以散结消肿；当归辛温，利血止痛；酒煨大黄苦寒，引其上行至巅，驱热而下以为使。投剂之后，肿消痛减，大便利；再服减大黄，慎言语，节饮食，不旬日良愈。

秋官[4]陈同野，元气素弱，脉细微而伏，用参、术、芎、归、陈皮、柴胡、升麻、炙甘草以升举阳气，用牛蒡、玄参、连翘、桔梗以解热毒，二剂肿顿消，而脉亦复矣。设以脉微细为纯阴，以肿为纯阳，药之鲜有不误者。

江篁南治给事中游让溪。嘉靖壬子正月，忽感大头风症，始自颈肿，时师以为外感，而误表之，继以为内伤，而误补之。面发赤，三阳俱肿，头顶如裂，身多汗，寐则谵语，绵延三日，喘咳势急。其亲汪子际以竹茹橘皮汤，继以川芎茶调散合白虎汤，去人参服一剂而减，次日用前方去寒峻药。至晚渐定，耳叶发水疱数个，余肿渐消，独耳后及左颊久不散。又次日以当归六黄汤为主，加散毒之药，延及二旬，顶巅有块，如鸡子大，突起未平，及面颊余肿未消，有时头痛，大便稀溏。时二月中旬，江至，诊得左脉浮小而驶，右脉浮大近快，有勃勃之势。江按脉证，当从火治，以生黄芪八分，白术、薏苡各一钱半，茯苓、片芩各八分，生甘草三分，煎加童便服，次日脉稍平，然两颊犹赤，早间或觉头痛，盖余火未全杀也。黄芪加作一钱二分，薏苡加作二钱，顶块渐消。以后加生芪二钱，更饮绿豆汤、童溲，五剂而愈。

靖康二年春，京师大疫，有异人书一方，凡因疫发肿者，服之无不效。方用黑豆二合，炒令香熟，甘草二寸，炙黄，水二盏，煎半，时时呷之。

崇祯壬午癸未，时疫盛行，道殣相藉[5]，发汗和中药内，惟用人参者，多以活人。

【注释】

［1］弱冠：冠，帽子。古时男子20岁称弱冠。这时束发加冠，举行加冠礼，即戴上成人的帽子，以示成年，但体犹未壮，还比较年少，故称"弱"。后世泛指男子二十左右的年纪，不能用于女子。

［2］壶仙翁：此处之"壶仙翁"并非东汉名医。经考证，"壶仙翁"的原型当为明末江苏仪征县名医殷榘。此人医德高尚，医术精深，深受民众爱戴推崇，也被善意地比附了他人的医案。

［3］文学：古代指儒生，亦泛指有学问的人。

［4］秋官：古官名。

［5］道殣（jìn，进）相藉（jiè，借）：殣，意为饿死；藉，意为垫、衬。指道路上饿死的人到处都是。

【提要】疫病医案十则。

【精解】本节列北宋、金元时期、明代名家治疫典型病案十则。

第一则：明代医家医案，医家姓名无记载。1485年，南阳新野地区发生大疫。邻居因感疫而卧床数日，家人用棉被盖住患者，并且在床下放了一个火盆炙烤出汗。患者面色红赤，声音嘶哑。医生强行拽去棉被，患者喝了凉水后，开始说话，大汗淋漓，第二天病愈。此案中妇人发热数日，加之数日未进饮食，肠中津液枯涸。而其家人又用火烤，是加速她的死亡。此时热盛极，令其大饮凉水，水火既济，故而汗出。就好像是用火烧空锅一样，锅烧红了，但是没有蒸汽上升，如果此时注入水，则自会有蒸汽。

第二则：明代医家虞恒德医案。患者三月间患瘟疫发热三日，又值经期，发热加重。七八天后，病情加重，胸痛气憋，不能平卧。患者倚靠枕坐在床上，并且令婢女不停地按摩胸部，切其脉象，六脉微数，脉率不齐，若虾游状，已见危象。遂用黄龙汤、四物汤、小陷胸汤，加姜、枣煎服，名之三合汤，二服后，热退病安。此案中患者瘟疫三日，又值月经来潮，遂热入血室；经血流出，导致正气虚损，恰如热病之过早使用下法所致之结胸证，故用小陷胸汤除其结于胸腔之痰热、黄龙汤通其肠腑之结热、四物汤补其虚损之血分，扶正与祛邪并行，清热涤痰通腑泻热，病愈而安。

第三则：明代医家汪石山医案。患者房劳后出现恶寒，自汗发热，头背胃脘皆痛，唇赤舌强，呕吐，眼胞青色。他医用补中益气汤治疗后，患者出现谵语恶热，小便长，脉由细弱而数发展为浮弦而数，脐下按之痛，他医议用下法，汪氏认为，此属疫病，同时兼有内伤，乃两感之证，内伤重，外感轻，脐下痛乃因房劳肾水亏所致，故不可用下法伤之，应用补降合法治之，方用东垣清暑益气汤加减治之。可见治疫不仅有清、下法，还可用补法。

第四则：明代医家医案。患者感瘟疫，脉象两手俱伏，他医认为是阳证而见阴脉，乃危象，议用阳毒升麻汤升提。医者认为，此脉象不是阴脉，是属于风热化火，火邪郁闭而伏于内，应用大清火热之剂，而不应用升提之法。

第五则：金元时期医家李东垣医案。1202年四月，疫病流行，初期症状见憎寒、壮热、体重，接着出现头面肿盛，目不能开，上喘咽喉不利，舌干口燥，俗云大头伤寒。东垣提出，此乃热邪客于心肺之间，上攻头面，创制普济消毒散清热解毒，疏风散邪。

第六、第七则均为金元时期医家罗谦甫医案。

第六则：患者六十七岁，素有时毒，又加饮酒，而见头面肿痛，胸中烦闷，咽嗌不利，身半以下皆寒，足胫尤甚，饮食减少，精神困倦而体弱，脉浮数弦细，诊为上热下寒。罗氏先用针刺患处放血消肿，艾灸气海、三里等穴位，温阳退寒，后用既济解毒汤泻火解毒，导热下行。

第七则：此案以药测症，应是患头面肿痛，脉象反细微而伏。罗氏认为证属两感，一方面外感风热不解，化为热毒内蕴；一方面素体元气虚弱，是有内伤。故补中益气、升举阳气与清热解毒共用。

第八则：明代医家江篁南医案。患者于1552年正月感大头风症，经时医误表、误补后，病情加重，出现危象。后经亲戚先后二十日，治以降逆益气、清热疏风、滋阴生津、散毒后危象解除，但见头顶突起鸡蛋大小肿块，面颊仍肿，头痛，便溏。时至二月中旬，请江氏诊治，脉象有勃勃之势，证属火热内郁，兼有气虚。治以补气升阳、利湿消肿、清热解毒而肿块消失。

第九则：北宋末年，1127年，京师大疫，症见发肿，异人出方：黑豆二合，炒令香熟，甘草二寸，炙黄，水二盏，煎半，时时呷之。服之皆效。

第十则：明朝末年，1642年、1643年，时疫盛行，方药中用人参者，多救治有效。

疫病论

【原文】周禹载曰：疫之行于天地间久矣，而人之治之者未之知也。治之而适奏其效者，亦未知之也。观《周礼》方相氏所掌傩[1]以逐疫，则疫者气为之也。惟气故为害，从口鼻入。虽然，六淫之气皆气也，而风、寒、暑、湿、燥、火之病，不闻有沿门阖境相染触发者，何也？六淫之气，日留于天地之间，偏胜则病，且人之病之者，每因于己之所不胜以淫[2]于所胜，而不独天地之气，足以害之也。若疫，则古今来虽有是证，而天地间实无是气，或因天之风雨不时，地之湿浊蒸动，又因髊[3]骼掩埋不浓，遂使大陵积尸之气，随天地之升降者，飘泊远近。人在气交中，无可逃避，感之而病而死，于是更增一种病气、尸气，流行其间，复相渐染，至久弥甚矣。故从来疫疠行于兵荒之后居多，不但人之中气先弱也，良由所积之秽气特甚耳！乃数千年来，说鬼说梦，赖嘉言先生，援经据古，特标蕴义。我北海林夫子，引伸触类，指点治法，岂非功在万世者乎！但嘉言自诩于《平脉篇》中，已见一斑。谓清邪中于上焦，浊邪中于下焦云云。以为此即是仲景论疫，予未之信也。天下秽恶之气，至疫则为毒极矣。人犯之者，三焦混淆，内外无间，不分表里，直行中道。然究竟古今恒变，未有定情，而中上中下之说，仲景实论湿气之脉如是，而后入腑入脏，游行经络，便有种种危证，只因三焦相混，内外不通等语，有似乎疫，而实无涉也。此嘉言善读书处，能开发人之聪明，譬之茫无畔岸，借为指南，则可，谓竟为疫之脉证，则甚谬矣。然则如世俗所称大头瘟者，下非不病也，特甚于上耳；所称疙瘩瘟者，内非不病也，特现于外耳。所称虾蟆瘟者，腹非不病也，特痹于喉耳。其他证显多端，要以寒凉解毒则一。施治之法，先上先下，从内从外，可以因证起悟。予惟奉吴又可先生书为主治，余采集诸方，以相裨佐，俾[4]后之学人，豁然心目云。

【注释】

［1］傩（nuó，挪）：指古时驱逐疫鬼的仪式。

［2］淫：侵淫；侵犯。

［3］胔（zì，治）：腐肉。

［4］俾（bǐ，比）：使。

【提要】总论疫病的发病原因，辨析喻嘉言疫病脉证，各种常见疫病特点。

【精解】本节为周氏对疫病的讨论，其内容是在喻嘉言、林起龙等理论的基础上展开的。周氏部分继承了喻、林等人的观点，同时对喻嘉言部分观点进行了驳议。本节论述大体可分为三部分理解，第一部分主要分析疫病传染性的原因，六淫之邪致病"不闻有沿门阖境相染触发者"，而同样是外邪引发疾病，疫病则具有强烈的传染性。究其原因，六淫为病，是"其气偏胜"与人体"己所不胜"共同作用的结果，即异常气候作用下，人体自身正气不足，才会导致发病。疫病则"有是证，无是气"，一是风雨湿浊之气蒸动；二是尸气随天地升降，感受此气，无可逃避。这一说法显然与吴又可"杂气"学说有所区别。第二部分主要辨析喻嘉言疫病脉证的谬误，周氏的核心观点为疫邪致病性强、毒性重，所以侵犯人体后，三焦俱病，无分内外。清邪中上焦、浊邪中下焦是针对湿邪提出的，由于湿邪侵犯脏腑经络，也会出现种种危证，与三焦俱病相似，故造成喻嘉言认识上的混淆。第三部分主要介绍如大头瘟、疙瘩瘟等疫毒的特点，提出寒凉解毒为核心治法，根据临床表现，判断上下、内外等主要病位，从而采取相应的治法。

附　北海林先生题喻嘉言疫论序

【原文】张凤逵之著《伤暑全书》也，翻古人之成案，妙生心之化裁，可谓善于立言者矣！第疫证引说不明，关系医学非小，虽以东垣之渊通，丹溪之博洽，亦随俗相沿，未有确解。近喻嘉言先生，以通今博古之才，著开天辟地之论，扫叔和之秽，阐仲景之奥，不剽陈言，独标新义，从来迷谬，涣然冰释。至于治法，高出千古，直发前人所未发。谁谓今人不及古人之精乎？故附刊之，用告业医之士焉，盖天地以生物为心，寒热温凉四气递运，万古不易，人生其间，感触寒暑而病者，皆其起居无时，饮食不节，气虚体弱，自行犯之，非寒暑之过也，然亦不过千百中之一二耳。若以寒暑为杀厉之气，触之即病，则人无噍类[1]久矣。岂天地生人自然之道哉！至非其时而有其气，谓之不正之气则可，谓之疫气则非也。何也？不正之气，人感之者，有病有不病，未可一概论也。若夫疫气，则不论富贵贫贱，老幼男女，强弱虚实，沿门阖境，传染相同，人无得免者。此唯大兵大荒之后有之，而饥馑之年尤甚，流离满野，道殣相望，或趋乡镇，或集郡邑，或聚都城，安置失所，赈济寡术，九重万里，呼答无门，三五为群，死无虚日，千百一塚，埋藏不深，掩盖不浓，时至春和，地气转动，浮土塌陷，白骨暴露，血水汪洋，死气尸气，浊气秽气，随地气上升，混入苍天清净之气，而天地生物之气，变为杀厉之气，无形无影，无声无臭，从口从鼻而入，直犯脏腑，正气闭塞，邪气充斥，顷刻云亡，莫可救药。《说文》云：疫者，民皆病也。厉鬼为灾，斯名疫耳！《礼记·月令》云：孟春之月，先王掩骼埋胔，正以是月天气下降，地气上升，诚恐骼秽恶之气，随天地之气升降，混合为一，有害人物，故掩埋之，此预补造化，大有功也。盖以人在气交之中，如鱼在水，一毫渣滓，混杂不得。设川泽泼灰，池塘入油，鱼鲜有得生者。人受疫气，何以异此？是以自古圣君贤相，参赞化育，燮理阴阳，消弭疫端于平日；捍患御灾，煮粥施药，救济疫害于临时。人无横天，世跻雍熙，文人解为泽及枯骨，失其旨矣。讵春月当泽及枯骨，而夏秋冬之枯骨，遂不当泽及哉。近有好事之辈，设立坛厂，每于小儿出痘之年，购求天亡尸骸，虽经埋瘗[2]，亦必刨出，堆集如山，架火烧焚，烈焰张炽，腥闻于天，神人掩鼻，毒气熏蒸，恶味氤氲[3]，流行传染。以致婴孩生出一等怪证，似痘非痘，似疹非疹，似斑非斑，一二日间，即涉危笃。虽有良医，莫敢措手，共相诧谔，咸谓天生异灾，不知致此之由。频年以来，冤枉赤子，何啻数万。离城二三十里，即无此证，岂非明验与？嗟！嗟！异端妖术，惑世诬民，昧者反以为善，聚众哗之，敛财助之，此倡彼和，奔走若狂，揆[4]之先王掩骼埋胔之义，不大相乖舛耶！因序疫证而并及之，以望世之学医者，加之意焉。渔阳林起龙北海识于补拙斋。

【注释】

[1] 噍（jiào，叫）类：指存活的人。

[2] 瘗（yì，意）：埋葬。

[3] 氤氲（yīn yūn，因晕）：也作"烟煴""絪缊"，指湿热飘荡的云气，烟云弥漫的样子。

［4］揆（kuí，魁）：测度，测量。

【提要】林起龙为喻嘉言《瘟疫论》所作的序。

【精解】林起龙，字北海，渔阳（今北京市密云）人。清初医家，主要著作为《本草纲目必读》。林氏因感《本草纲目》卷帙浩繁，特从中选取常用中药600余种，每药截取气味、主治、发明、附方4项内容，编辑成书。本节是林氏为喻嘉言《瘟疫论》撰写的序，全文的核心是关于疫气病因的探讨，林氏认为疫病的病因并非四时不正之气，而是"疫气"为患。"疫气"的产生则与尸气相关，因此在兵灾、饥荒之后，死者众多，死气、尸气等秽浊之气，随地气上升，影响天气，使得天地原本的生气，变为杀气。

总体而言，林氏较为赞同喻嘉言的观点，但限于序的性质，仅就疫病病因进行了分析，未结合治法、方药进行展开。周氏引用该篇，旨在进一步证明个人的学术观点。

附 喻嘉言《瘟疫论》

【原文】喻昌曰：圣王御世，春无愆阳，夏无伏阴，秋无凄风，冬无苦雨，乃至民无夭札，物无疵疠[1]。太和之气，弥满乾坤，安有所谓瘟疫哉？然而周礼傩以逐疫，方相氏掌之，则瘟疫之由来，古有之矣。乡人傩，孔子朝服而致其诚敬，盖以装演巨像为傩神，不过仿佛其形，圣人以正气充塞其间，俾疫气潜消，乃位育之实功耳。古人元旦，汲清泉以饮芳香之药；上巳采兰草以袭芳香之气，重涤秽也。后汉张仲景著《伤寒论》，欲明冬寒、春温、夏秋暑热之正，自不能并入疫病以混常法，然至理已毕，具于脉法中。叔和不为细绎，乃谓重感于寒，变为瘟疫。又谓春时应暖而复大寒，夏时应大热而反大凉，秋时应凉而反大热，冬时应寒而反大温，此非其时而有其气，是以一岁之中，长幼之病，多相似者，此则时行之气也。又谓冬温之毒，与伤寒大异，冬温复有先后，更相重沓，亦有轻重，为治不同。又谓从春分节后，至秋分节前，天有暴寒者，皆为时行寒疫也。盖以春夏秋为寒疫，冬月为瘟疫。所以又云：三月四月，或有暴寒，其时阳气尚弱，为寒所折，病热犹轻；五月六月，阳气已盛，为寒所折，病热则重；七月八月，阳气已衰，为寒所折，病热亦微。后人奉此而广其义，谓春感清邪在肝，夏感寒邪在心，秋感热邪在肺，冬感温邪在肾。埙篪[2]递奏，举世若狂矣。嗟！嗟！疫邪之来，果寒折阳气，乘其所胜，而直入精神魂魄之脏，人无类久矣。更有谓疫邪无形象声臭、定时定方可言，是以一岁之中，长幼莫不病此。至病伤寒者，百无一二，治法非疏里则表不透，非战汗则病不解，愈骛愈远，究竟所指之疫，仍为伤寒、伤温、伤暑热之正病。疏里则下早可知，战汗则失表可知，只足自呈败阙耳！夫四时不正之气，感之者因而致病，初不名疫也。因病致死，病气尸气，混合不正之气，斯为疫矣。以故鸡瘟死鸡，猪瘟死猪，牛马瘟死牛马，推之于人，何独不然？所以饥馑兵凶之际，疫病盛行，大率春夏之交为甚。盖温、暑、热、湿之气，交结互蒸，人在其中，无隙可避。病者当之，魄汗淋漓，一人病气，足充一室。况于连床并榻，沿门阖境，其酿之气，益以出户，尸虫载道，腐瘿燔柴掩席，委壑投崖，种种恶秽，上混苍天清净之气，下败水土物产之气，人受之者，亲上亲下，病从其类，有必然之势。如世俗所称大头瘟者，头面腮颐，肿如瓜瓠者是也。所称虾蟆瘟者，喉痹失音，颈筋胀大者是也。所称瓜瓤瘟者，胸高胁起，呕汁如血者是也。所称疙瘩瘟者，遍身红肿，发块如瘤者是也。所称绞肠瘟者，腹鸣干呕，水泻不通者是也。所称软脚瘟者，便清泄白，足重难移者是也。小儿痘疮尤多。以上疫证，不明治法，咸委劫运，良可伤悼！大率瘟疫痘疹，古昔无传，不得圣言折衷，是以堕落叔和坑堑。曾不若俗见摸索病状，反可顾名思义也。昌幸微窥仲景一斑，其《平脉篇》中云：寸口脉阴阳俱紧者，法当清邪中于上焦，浊邪中于下焦。清邪中上，名曰洁也；浊邪中下，名曰浑也。阴中于邪，必内栗也，表气虚微，里气不守，故使邪中于阴也。阳中于邪，必发热、头痛项强，颈挛腰痛胫酸，所谓阳中雾露之气，故曰清邪中上，浊邪中下，阴气为栗，足膝逆冷，便溺妄出，表气微虚，里气微急，三焦相溷[3]，内外不通。上焦怫郁[4]，脏气相熏，口烂蚀龈也。中焦不治，胃气上冲，脾气不转，胃中为浊。营卫不通，血凝不流。若胃气前通者，小便赤黄，与热相抟，因热作使，游于经络，出入脏腑，热气所过，则为痈脓。若阴气前通者，阳气微厥，阴无所使，客气内入，嚏而出之，声嗢咽塞，寒厥相逐，为热所拥，血凝自下，状如豚肝。阴阳俱厥，脾气孤弱，五液注下，下焦不阖，清便下重，令便数难，脐筑湫痛，命将难全。凡二百六十九字，阐发奥理，全非伤寒所有事，乃论疫邪从入之门，变病之总，所谓赤文绿字，开天辟地之宝符，人自不识耳。篇中大意，谓人之鼻气通于天，故阳中雾露之邪者，为清邪从鼻息而上入于阳，入则发热、头痛、项强、颈挛，正与俗称大头瘟、虾蟆瘟之说符也。人之口气通于地，故阴中水土之邪者，为饮食浊味，从口舌而下，入于阴，入则其人必先内栗，足膝逆冷，便溺妄出，清便下重，脐筑湫

165

痛，正与俗称绞肠瘟、软脚瘟之说符也。然从鼻从口所入之邪，必先注中焦，以次分布上下，故中焦受邪，因而不治，中焦不治，则胃中为浊，营卫不通，血凝不流，其酿变即见中焦，俗称瓜瓤瘟、疙瘩瘟等证。则又阳毒痈脓，阴毒遍身青紫之类也。此三焦定位之邪也，若三焦邪混为一，内外不通，脏气熏蒸，上焦怫郁，则口烂蚀龈。卫气前通者，因热作使，游行经络脏腑，则为痈脓。营气前通者，因名客邪，嚏出声嗢[5]咽塞，热拥不行，则下血如豚肝，然以营卫渐通，故非危候。若上焦之阳，下焦之阴两不相接，则脾气于中，难以独运。斯五液注下，下焦不阖，而命难全矣。伤寒之邪，先行身之背，次行身之前，次行身之侧，由外廓而入，瘟疫之邪，则直行中道，流布三焦。上焦为清阳，故清邪从之上入。下焦为浊阴，故浊邪从之下入。中焦为阴阳交界，凡清浊之邪，必从此区分，甚者三焦相溷。上行极而下，下行极而上，故声嗢咽塞，口烂蚀龈者，亦复下血如豚肝，非定中上不及下，中下不及上也。伤寒邪在外廓，故一表即散。疫邪行在中道，故表之不散。伤寒邪入胃腑，则腹满便坚，故可攻下。疫邪在三焦，散漫不收下之复合，此与治伤寒表里诸法，有何干涉？奈何千年愦愦[6]，试折衷以圣言，从前谬迷，不涣然冰释哉！治法，未病前，预饮芳香正气药，则邪不能入，此为上也。邪既入，则以逐秽为第一义。上焦如雾，升而逐之，兼以解毒。中焦如沤，疏而逐之，兼以解毒。下焦如渎，决而逐之，兼以解毒。营卫既通，乘势追拔，勿使潜滋。或问春夏秋蒸气成疫，岂冬温独非疫耶？余曰：冬月过温，肾气不藏，感而成病，正与不藏精之春温无异。计此时有春无冬，三气即得交蒸成疫，然遇朔风骤发，则蒸气化为乌有矣。是以西北土高地燥，即春夏气难上升，何况冬月之凝冱。东南土地卑湿，为雾露之区，蛇龙之窟，其温热之气，得风以播之，尚有可耐。设旦暮无风，水中之鱼，衣中之虱，且为飞扬况于人乎？蒸气中原杂诸秽，益以病气死气，无分老少，触之即同一病状矣。此时朔风了不可得，故其气转积转暴，虽有熏风，但能送热，不能解凉。盛世所谓解愠阜财者，在兵荒反有注邪布秽之事矣。叔和以夏应大热而反大寒，为疫。讵知大寒，正疫气消弭之候乎！故疫邪炽甚，惟有北方，始能消受。诗恶谮[7]人，思欲投畀[8]有北[9]，以熄其焰，析义精矣。

【注释】

[1] 疵疠（cī lì）：灾害疫病。

[2] 埙篪（xūn chí，熏迟）：古代乐器，二者合奏时声音相应和。

[3] 相溷（hùn，混）：亦作相混，互相混同。

[4] 怫郁：忧郁，心情不舒畅。

[5] 喔（wà）：吞咽。

[6] 愦愦：昏庸；糊涂。

[7] 譖（zèn）：说别人的坏话，诬陷，中伤。

[8] 畀（bì，闭）：同"庇"，给予。

[9] 有北：北方严寒荒野的地区。

【提要】 喻嘉言《尚论篇·卷首·详论瘟疫，以破大惑》略有节选。

【精解】 本节为喻嘉言《尚论篇》中的一篇，原题《详论瘟疫，以破大惑》，周氏选入时略有删节。从原题即可看出，本文为喻嘉言针对疫病理论的驳议之作，全文主要讨论了五个问题。第一，指出以王叔和为代表的古代医家在疫病认识中的错误。喻氏认为，疫病自古即有，文献关于古人通过傩戏、饮芳香之药等方法以辟疫邪的记载，是古代关于治疫经验的传承。张仲景《伤寒论》重点阐述四时外感证治，不能混同于疫病，但关于疫病的理论已经隐含其中，遗憾的是王叔和未能将其提炼出来，以至于后世医家将疫病与伤寒、伤温、伤暑等四时外感病相混淆，治疗方法亦存在错误。

第二，分析疫病的成因。喻氏认为，四时不正之气引发的外感病并非疫病。但随着患者死亡，产生的病气、尸气与四时不正之气混合，会最终导致疫病发生。在疫病发生后，表现出"病从其类，有必然之势"的特点。即一人发病，临者皆染，且临床表现一致，体现出疫病的传染性。也从侧面说明，每种疫病的发生，有其独特的病因。

第三，论疫病传变规律和发病特点。喻氏从《伤寒论·平脉法》中领悟出疫病的精髓。其发病的规律与特点是疫邪从口鼻而入，由于鼻呼吸的是天之清气，所以称鼻气通于天，为阳，因而邪气从鼻而入会引发上部的疫病，如大头瘟、虾蟆瘟；入口的则是水谷，因此说口通于地，为阴，邪气从口而入则会引发下部的疫病，如绞肠瘟、软脚瘟；但不论邪气从鼻或口进入，首先都要到胃，再经由胃分布上下，因此邪气入胃可能出现中焦的问题，表现为瓜瓢瘟、疙瘩瘟、阳毒、阴毒等病。

第四，论伤寒与疫病发病和治法不同。伤寒"先行身之背，次行身之前，次行身之侧，由外廓而入"，是描述疾病先后入太阳、阳明、少阳的传变规律。瘟疫之邪则"直行中道，流布三焦"所以疫病的发病表现出依三焦分布的特点。基于这一特点，伤寒由身体外部从皮肤入侵，因此可以"一表而散"，即使邪气入胃，也可用攻下的方法祛邪。瘟疫行于中道，所以"表之不散"，同时疫邪在三焦当中弥漫而不凝聚，即使攻下，也不能完全祛除邪气，所以"下之复合"。因而治疗瘟疫，应在发病之前，先用芳香正气药，加以预防；邪气侵入后，则应以"逐秽"为第一要义，根据上、中、下三焦各自的特点，分别采用相应的治疗方法。

第五，以问答形式，分析冬季疫病相对较少的原因。由于前文确定了疫邪为病气、尸气等秽浊之气，借地气之升发，混与四时不正之气中所产生。因此春、夏、秋三季气温相对较高，能够使天地之气交蒸，从而具备了产生疫气的条件。冬季气候寒冷，地气潜藏，没有天地之气交蒸，理论上讲，就不能发瘟疫了。所以提出"冬温独非疫耶？"的疑问。喻氏的解释为，冬季如果气候反温，则肾不藏精，此时的情况与春天气候温暖是一样的，可以与春季发生的春温视为相同的情况。但如果此时有冬季的寒风骤然吹过，则恢复了冬季封藏的常态，天地之气也不能再度交蒸，没有产生疫病的条件。后文提出西北与东南的气候特点不同，是对该理论的进一步论证。因此，最终喻氏提出"讵知大寒，正疫气消弭之候乎！"也就是说，疫邪是在气温较高、天地之气交蒸的条件下产生的，因而其性质是炽热的，从正面看，冬季的寒风阻碍交蒸，从而防止疫病发生；从另一角度看，则疫气本炽热，随着疫气消散，则炽热不复存在，表现出来的反而是大寒之象。通过这些问答，也反映出喻氏对疫气寒热属性的认识。

喻氏的论述，在一定程度上突破了古人将伤寒、温病、疫病混为一谈的局限，同时提出疫从口鼻而入，直行中道，流布三焦的特点，因此治疗以芳香辟秽为核心。可以说这些观点较之前人已经有了很大的突破，也对此后温病学派的理论具有一定的启发作用。周氏肯定了喻嘉言将疫病与四时外感病分开的观点，但同时也认为《平脉法》所论述的是湿邪，因此喻氏提出从三焦论疫病的观点存在错误。这一点，在其后吴鞠通以三焦辨挟湿类温病中得到了充分体现。

喻嘉言及林起龙的论述，对理解周氏疫病思想具有很大的帮助，但从本书的行文逻辑来看，林、喻两篇置于周氏《疫病论》之前则更佳，否则先读周氏之论，恐不知所云；唯先读林、喻二论后，周氏之论始有的放矢。

疫病方一十六道

【原文】

达原饮　柴胡清燥汤　茵陈蒿汤

瓜蒂散　举斑汤　桃仁承气汤

犀角地黄汤　清燥养营汤　栝贝养营汤

槟榔顺气汤　普济消毒散　荆防败毒散

生犀饮　人中黄丸　清热解毒汤

人中黄散（方俱见前）

【提要】汇总本卷正文出现的治疗疫病诸方。

附　集方一十六道

既济解毒汤

黄芩（一钱，酒炒）　黄连（一钱，酒炒）　桔梗（一钱）　甘草（五分，生）　柴胡（五分）　升麻（七分）　连翘（一钱）　当归（一钱，酒洗）　大黄（一钱，酒煨）

上以水二盏，煎一盏，徐徐温服。

黄连解毒汤　黄连阿胶汤 二方俱见前

黄连泻心汤

黄连　生地黄　知母（各一钱五分）　甘草（五分，生）

上以水一盏半，煎八分温服。

黄连龙骨汤 治腹痛、咽痛、体热、烦苦

黄连　黄芩　芍药（各八分）　龙骨（五分，为末）

上以水一盏半，煎八分，温服。

黄连犀角汤 治狐惑

犀角（三钱，磨汁）　黄连（二钱）　乌梅（四个）　木香（三钱，磨汁）

上以水一盏半，入黄连、乌梅，煎八分。入犀角汁、木香汁和匀服。

黑膏 治疫毒发斑、呕逆

生地黄（二两六钱）　淡豆豉（二两六钱）

上二味，以猪膏六两合煎，令三分减一，绞去滓，取浓汁如膏，入明雄黄豆大，麝香少许，和匀，分三服。

犀角消毒汤

牛蒡子（炒）　防风（各二钱）　荆芥（一钱）　甘草（八分）　犀角（磨汁）

上咬咀，每服三钱，水煎，入犀角汁服。

漏芦汤 治脏腑积热，发为肿毒，时疫疙瘩，头面洪肿，咽溢堵塞，水药不下，一切危恶疫疬

漏芦　升麻　大黄　黄芩（各一两）　蓝叶　黑参（各二两）

上六味，为粗末，每服二钱，水一盏半，煎至六分，去滓温服。肿热

甚加芒硝二钱半,及生甘草、牛蒡子、连翘更神。

消毒丸

大黄　牡蛎（烧）　僵蚕（各一两,炒）

上为末,蜜丸弹子大,新汲水化下一丸,无时。

雄黄丸

雄黄（一两,研）　赤小豆（炒熟）　丹参　鬼箭羽（各二两）

上为细末,炼蜜丸如梧子大,每日空心以温水下五丸,虽同床共屋,亦不相染。

运气五瘟丹

黄芩　黄柏　黄连　山栀子　香附　紫苏　甘草梢　大黄

上七味生用,于冬至日为末,将大黄三倍,煎汤,去滓,捣药丸如鸡子大,朱砂、雄黄为衣,再贴金箔,一丸取泉水七碗,浸化可服七人。此药乙庚年黄芩为君,丁壬年山栀子为君,丙辛年黄柏为君,戊癸年黄连为君,甲己年甘草梢为君。为君者,多一倍也,余四味与香附、紫苏,为臣者减半,每年热病,改为小丸,救人甚妙。

大青丸

薄荷　山栀子　黄芩　黄连（各三钱）　连翘（六钱）　甘草（三钱）　大黄白龙骨粉（各八分）

上为末,用青蒿自然汁为丸,绿豆大,雄黄为衣,每服十丸,白汤送下。

二黄丸 治大头时疫

黄连（酒炒）　黄芩（酒炒）　生甘草（各等份）

上哎咀,每服五钱,水一盏半,煎八分,稍温徐徐呷之。

救急解毒丸

甘草　桔梗（各二两）　荆芥　防风　连翘　酒黄芩　酒大黄　薄荷　酒黄连　升麻（各一两）　僵蚕　蒲黄　青黛　盆消　射干（各五钱）

上十五味,共为极细末,罗净,以乌梅汤调柿霜和丸,如圆眼大,嚼化,煎汤亦可。

神授香苏散 治瘟疫。昔有城中大疫,一白发老人教富人合此药施病者,皆愈。疫鬼相顾曰:此老教三人矣,遂遁

紫苏　香附（各二两,醋制）　陈皮（一两,去白）　甘草（五钱）

上为细末,每服三钱,水一盏半,煎七分温服。

凡遇天行时气,恐其传染,须迟出早入,腹中常饱,身佩灵符,时焚

椒、兰、芷、术清烈之香，鼻孔涂雄黄最良。老君神明散，东坡圣散子等方，皆一派辛热燥烈有毒之药，全无扶正驱邪逐秽解毒之品。不知医书，何以列之疫条，必系后人伪托，学人慎勿徇名妄用，害人非浅。虞天民辨之最详，不可不考。

【提要】汇总本卷附篇所列方十六首。

【精解】疫病卷中部分篇章，在讨论治疗时仅列方名。此处将各方的组成及用法详列，以补前文不足，可前后相互参看。

【医案举隅】

一、犀角地黄汤

犀角地黄汤是临床常用方，临床用水牛角替代犀角应用，现代研究显示本方具有解热、抗炎、抗过敏、抗变态反应、保肝、改善微循环及增强免疫、降低血瘀证动物血管内皮细胞黏附分子的药效学作用。本方具有清热解毒、凉血散瘀的功效，古代多用其治疗外感温热病证，现代常用于过敏性紫癜、过敏性紫癜肾炎、慢性乙型肝炎、病毒性肺炎、流行性出血热、银屑病等。

（一）过敏性紫癜

患者，男，9岁。2008年10月7日诊。

［病史］患儿四肢内侧反复出现皮下瘀点、瘀斑，红紫相间，压之不褪色，并伴有皮肤瘙痒，口渴，时有腹痛。在他处诊治10余天无效。查体：瘀斑颜色鲜红，高出皮肤，呈对称性，压之不褪色。舌红，苔黄，脉数有力。血常规检查：白细胞13.1×10^9/L，中性粒细胞0.75，其余均正常。尿常规检查：潜血（++）。

［诊断］过敏性紫癜。

［治法］清热解毒，凉血消斑。

［方药］犀角地黄汤加味：水牛角30克，生地10克，生石膏6克，连翘6克，黄芩6克，赤芍6克，白芍6克，玄参6克，牡丹皮6克，紫草6克，大蓟5克，甘草5克。水煎，分早、中、晚3次服用，每次服80ml。

服用5剂，皮肤紫癜消失。继守上方去白芍加黄芪10克，再服1个月。1年后随访无复发。

严伟. 犀角地黄汤儿科临床运用举隅［J］. 江苏中医药，2009，41（09）：47-49.

按语：过敏性紫癜属中医学"肌衄"范畴，多为内有伏热兼感时邪而发病。邪热入血，迫血妄行，血不循经，离经之血外侵肌肤黏膜而成紫癜。色多黯红或鲜红，压之不褪色，为离经之血瘀于肌腠。腹痛也是瘀血在脏腑经络之间，阻碍正常气血往来，滞而伴痛，口渴为灼热伤津。方中水牛角、生石膏、黄芩、连翘清热解毒，具有提高免疫功能的功效；玄参、紫草、丹皮、赤芍、生地凉血化瘀，可影响血流速度，改善血液循环，增强巨噬细胞吞噬功能；大蓟对潜血有独特的疗效；白芍、甘草缓急止痛。全方祛邪扶正，调节免疫功能，从而在机体免疫层面上促进紫癜的康复。

（二）病毒性肺炎

患者，女，5岁。2007年6月3日诊。

[病史] 患儿咳嗽伴高热1周，大量使用抗生素与激素6天，疗效不佳。查体：体温39℃，神志萎靡，声音低微，喉中痰鸣，肺部有细湿啰音。舌苔黄而干，脉细数无力。实验室检查：白细胞 8×10^9/L，中性粒细胞0.42，淋巴细胞0.55。X线检查：右肺部有小片状阴影。痰涎涂片检出病毒。

[诊断] 病毒性肺炎。

[治法] 清心开窍，宣肺化痰。

[方药] 犀角地黄汤加味：水牛角15克，生地12克，白芍6克，丹皮6克，玄参6克，麦冬6克，半夏6克，知母6克，大贝5克，桔梗5克，石膏10克，梨汁为引。水煎频服。每日1剂。

服药第2日，便下秽臭，精神好转。第3日咳嗽减轻，体温下降至37.5℃。舌苔黄腻，唇转润且红，脉较前有力。在原方基础上生地减为8克，加白蔻仁、草果仁各3克。再服药5剂后，神安，痰涎量少，胃纳渐增。查双肺呼吸音清，啰音消失，痰涎涂片检查病毒消失而痊愈。

严伟. 犀角地黄汤儿科临床运用举隅 [J]. 江苏中医药，2009，41（09）：47-49.

按语：病毒性肺炎多由大量使用抗生素而不能奏效，免疫功能低下，产生阴虚内热而出现热毒炽盛之象。临床以咳嗽痰鸣、高热不退为主要表现。方中水牛角退热消痰，凉心泻肝清胃；石膏清胃散热，解肌发汗，治肺胃三焦经实热；生地泻火平血逆，凉血生血清瘀；牡丹皮和血生血凉血，安五脏通血脉利关膝；芍药敛阴养血，散瘀清热；玄参滋阴降火，清热解毒；知母润肺宁心，滋肾益气，消痰止嗽；桔梗宣肺利气，止咳祛痰，清咽利膈；半夏化痰燥湿；麦冬润肺清心，养胃生津；大贝润肺化痰，散结除热；梨汁清心润肺，利大小肠，止咳化痰。方中先重用生地，能增液润肠，通便泄热，热减退后又防止生地量大性寒伤脾胃，后生地减量、加入健脾豁痰药，乃治疗的关键环节。诸药合用，共奏清热凉血、豁痰醒神之功。

二、黄连阿胶汤

黄连阿胶汤是临床常用方，具有泻心火、滋肾水、交通心肾之功效。现代药理研究发现，黄连阿胶汤通过补肾清心作用，可降低人体交感神经系统和肾素-血管紧张素系统之兴奋性，具有抗焦虑、抑制心肌损伤、降低炎性反应、降低肾小管及间质损伤等作用。现代临床常用于治疗顽固性睡眠障碍，妇科之经行口糜、月经先期、崩漏、围绝经期早搏，五官科之慢性咽炎、复发性口疮等属阴虚不旺之证。

（一）不寐

患者，男，49岁。

［病史］患失眠已两年，西医按神经衰弱治疗，曾服多种镇静安眠药物，收效不显。自诉：入夜则心烦神乱，辗转反侧，不能成寐。烦甚时必须立即跑到空旷无人之地大声喊叫，方觉舒畅。询问其病由，素喜深夜工作，疲劳至极时，为提神醒脑起见，常饮浓厚咖啡，习惯成自然，致入夜则精神兴奋不能成寐，昼则头目昏沉，萎靡不振。视其舌光红无苔，舌尖宛如草莓之状红艳，格外醒目，切其脉弦细而数。

［诊断］脉症合参，此乃火旺水亏，心肾不交所致。

［治法］下滋肾水，上清心火，令其坎离交济，心肾交通。

［方药］黄连12克，黄芩6克，阿胶（烊化）10克，白芍12克，鸡子黄2枚。

此方服至3剂，便能安然入睡，心神烦乱不发。续服3剂，不寐之疾从此而愈。

刘渡舟著；陈明等编著. 刘渡舟临证验案精选［M］. 北京：学苑出版社，1996：455-456.

按语： 失眠，《内经》谓之"不寐""不得卧"。成因有痰火上扰者，有营卫阴阳不调者，有心脾气血两虚者，有心肾水火不交者。本案至夜则心神烦乱，难以入寐，乃心火不下交于肾而独炎于上。陈士铎《辨证录》云："夜不能寐者，乃心不交于肾也……心原属火，过于热则火炎于上而不能下交于肾。"思虑过度，暗耗心阴，致使心火翕然而动，不能下交于肾；阳用过极，则肾水难以上济于心。又饮咖啡，助火伤阴，使火愈亢，阴愈亏。观其舌尖赤如草莓，舌光红无苔，脉细而数，一派火盛水亏之象，辨为心肾不交之证。故用黄连阿胶汤以滋阴降火，交通心肾，体现了《难经》所谓"泻南补北"的精神。

（二）崩漏

患者，女，30岁。

［病史］月经淋漓不止已半年许，妇科检查未见异常，Hb 72g/L。伴心烦不得卧，惊惕不安，自汗沾衣。索其前方，多是参、芪温补与涩血固经之药，患者言服药效果不佳。切其脉萦萦如丝，数而薄疾（一息六至有余），视其舌光红无苔，舌尖红艳如杨梅。

［诊断］细绎其证，脉细为阴虚，数为火旺，此乃水火不济，心肾不交，阴阳悖逆之过。

［治法］泻南补北，清火育阴，安谧冲任为法。

［方药］黄连 10 克，阿胶 12 克，黄芩 5 克，白芍 12 克，鸡子黄 2 枚（自加）。

此方服至 5 剂，夜间心不烦乱，能安然入睡，惊惕不发。再进 5 剂，则漏血已止。Hb 上升至 120g/L。

刘渡舟著；陈明等编著. 刘渡舟临证验案精选［M］. 北京：学苑出版社，1996：456–457.

按语：本案主诉月经淋漓不止，前医囿于"气能摄血"之规，率用参、芪之品，反增火热之势。《素问·阴阳应象大论篇》指出："阴不胜其阳，则脉流薄疾，并乃狂。"病本水亏火旺，反服温燥之药，何异抱薪救火，焉能取效。《素问·奇病论篇》说："胞络者，系于肾。"《素问·评热病论篇》说："胞脉者，属心而络于胞中。"心肾不交之证，肾水亏于下不能上济心火，心火反下移入胞中，逼迫经血淋漓不止。阴亏火炽，故治当壮水制火，泻南补北，交通心肾为法，投《伤寒论》的黄连阿胶汤，正与病之相宜，果数剂而愈。

方名索引

（按笔画排序）